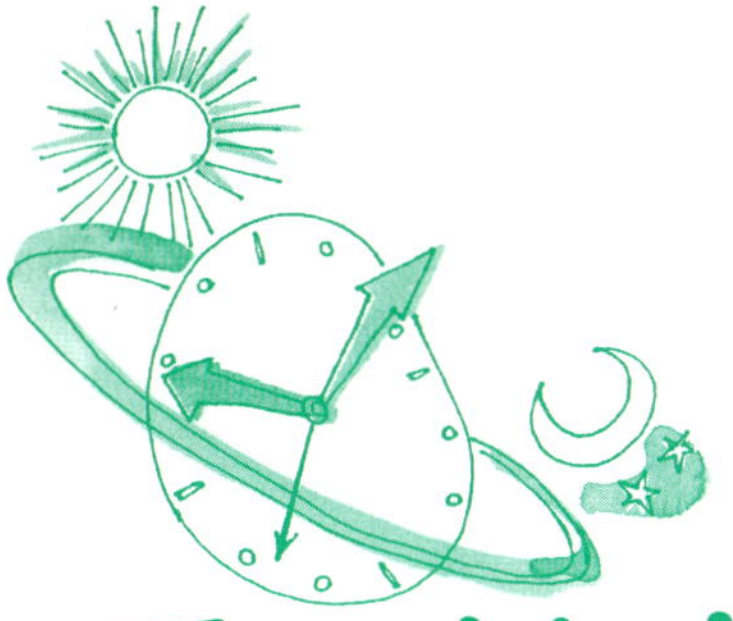

四季の健康

愛知学院大学心身科学部客員教授
愛知みずほ大学大学院特任教授
佐藤祐造

風媒社

はじめに

健康な生活は国民共通の願いです。また、介護等を要せず自立した生活を送ることのできる「健康寿命」の重要性も指摘されています。健康に関しては、「健康とは身体的にも精神的にも社会的にも完全に良好な状態をいい、単に病気ではないとか虚弱でないということではない」という世界保健機構（WHO）の定義が有名です。

日本の健康観に影響をもたらした先人では、貝原益軒先生（1630〜1714）が挙げられます。彼は2014年のNHK大河ドラマの主人公となる黒田官兵衛の長男、黒田長政を初代藩主とする黒田藩（福岡）の武士です。その著書『養生訓』では、健康に関して、食欲があるか、便通が正しいか、よく眠れるかなどの観点から種々持論を展開し、「養生の術は、つとむべきことをよく務め、身を動かし、気をめぐらすをよしとす」と述べています。

私は名古屋大学を定年退官後、愛知学院大学心身科学部健康科学科に勤務していますが、この学科では、健康を「心身共に健やかで、社会的にも活力のある状態」と定義しています。「健康スポーツ医学入門」「健康スポーツ医学」や、その他多くの講義を担当しました。「大学院心身科学研究科健康科学専攻」が設置され、「心身科学総論」（オムニバス）では、「健康科学の概念」という講義もおこないました。

たまたま「インフォルモ」誌のHealth欄に20年近く、年4回、春、夏、秋、冬の話題を寄稿しています。また、「健康日本21」や「特定健診」（メタボ健診）など、その時々に厚生労働省などから発表された健康に関する政策等の解説もおこないました。いずれも、それなりに興味のあるトピックと思います。

そこで今回、2014年3月に愛知学院大学での10年間の生活を終えるにあたり、この記事をまとめ、『四季の健康』と題して、刊行することとしました。

とても「洛陽の紙価」を高めるレベルの本ではありませんが、読者の皆様の健康管理、健康増進に少しでもお役に立てば幸いです。

四季の健康◉目次

春の健康

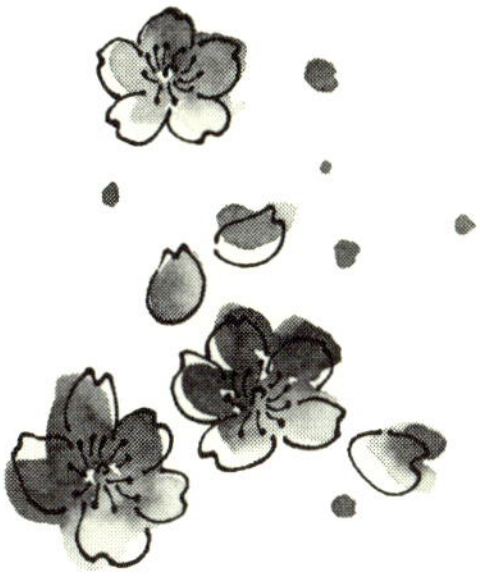

ストレスマネジメントについて

春はサラリーマンにとって、転勤や昇任で、学生さんは入学、進級、就職など職場や家庭環境の変わる季節です。

このような環境の変化に伴い心身の変調を招き、「うつ病」またはうつ病状態に陥ることがあります。

ストレスへの対応の仕方（ストレスマネジメント）について、まとめてみます。

ストレス撃退法

①自分のアイデンティティ、あるいは個性を失わないようにすることが大切です。「仕事をさせられている」と思うと憂鬱ですが、自分がいなければこの仕事は成り立たないという気になり、主体性を持って取り組んではいかがでしょう。もちろん、自

分勝手に考えるということではなく、相手や組織全体のことに配慮しつつ、自分の意志で積極的に仕事や人間関係を形作りたいものです。

対人関係を良くするのに「ノミニケーション」も結構ですが、お酒は飲み過ぎに注意し、「百薬の長」程度としましょう。

②趣味やスポーツで気分転換するのもいいですが、ゴルフなど画一的なものでなく、自分が得意なことに集中するのもおすすめです（原稿書きは私にとってストレス解消法です）。

③環境が変わっても、睡眠時間は十分に確保します。

食事に関しては、ことに単身赴任では大変です。①食べ過ぎない、②栄養のバランスをとる、③朝食は必ず食べ、一度にたくさん食べない、を守りたいものです。

しかし、なんといっても栄養、運動、休養のバランスを保ち、身体面の健康状態を維持することが、精神面の健康を守るためにも、基本であることを再確認しておきます。

ストレスへの対応・他人へのサポート

春はサラリーマンにとって、ストレスを感じることの多い季節です。ストレスへの対応、他人へのサポートについてまとめてみます。

●サポートの三原則

ストレス状態で強く悩んでいる人に対しては、「受容、支持、保証」という三原則を守って対応します（『内科学』第9版、朝倉書店）。

受容とは、相手の話を遮ったり、批判せず、よく聞くという態度を意味します。話が一段落したところで、「今、○○で不安になっているんですね」と言えば、相手の方も安心します。支持とは、相手の現状や気持ちを十分に受け止めたうえで、本人の現状改善への努力を励ますことです。保証とは、現在の状態を説明し、今後の展望を説明することですが、病状に応じて、専門医（心療内科、精神科）受診や臨床心理士のカウンセリングを勧めます。

一人でくよくよと悩まず、家族や友人などに話を十分聞いていただくだけで気持ちが治まることも多いと思います。

●仕事を楽しむ

自分の存在価値、アイデンティティを再確認することも大切です。「仕事をさせられている」と考えずに、不況の中でも仕事ができることを楽しんだらいかがでしょうか。

●身体の健康を維持

ストレスの多い生活では、食事、運動、飲酒、喫煙、休養という生活習慣が乱れがちになり、心理的にさらにストレスを抱え込むことになります。適度な食事、散歩など軽・中等度の身体運動、十分な睡眠時間（休養）のバランスを保ち、身体面の健康を維持することがストレスの多い現代社会を生きる基本原則です。

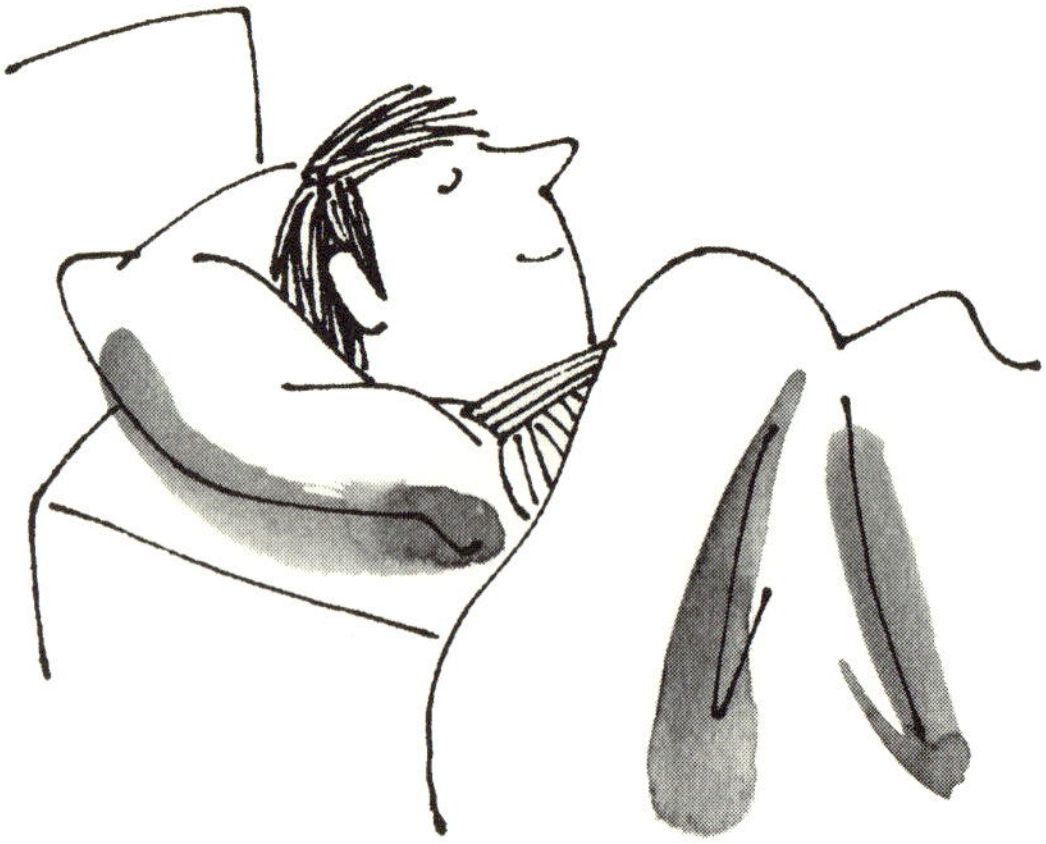

睡眠について考える

春になり暖かくなると、孟浩然《もうこうねん》（中国唐代の詩人）も「春眠暁《あかつき》を覚えず」と言っているように、気持ちよく眠れます。

睡眠の役割

人間は1日の約1／3、成人では8時間眠りますが、高齢者では朝早く目が覚めるようになったり、睡眠不足に悩む方が多くなります。

睡眠は、肉体的、精神的疲労を回復させます。また、休養ばかりではなく、発育にも関係し、「寝る子は育つ」と言われているように、成長ホルモンは主として夜間睡眠時に分泌され、子どもを成長（身長を伸ばす）させます。成人の場合でも、髭が夜中によく伸びるのはどなたもご経験のことと思います。さらに睡眠は脳の発育にも役立ちます。

良い睡眠のとり方

最近の社会環境では、仕事上（リストラされた場合も含め）、家族関係などのストレスのため不眠症を訴える人が増加しています。深夜までゲームにふけるなど不規則な生活を送っている方も少なくありません。

早寝、早起きを心がけ、1日3食を規則正しく摂取する。適量のアルコール（日本酒で1合、ビール350〜500㎖程度）を飲み、ストレスを解消する。仕事中を含め適度な身体活動・スポーツ（1日1万歩くらい）を行う、などできるだけ規則的な生活を送るように努めます。快適な室温で、騒音がなく、静かで暗くした部屋という睡眠環境への配慮も必要です。生活習慣や環境を改善しても不眠が改善されない場合は、医師に睡眠薬を処方していただくのもよいでしょう。

春に増加する花粉症

猛暑が続くと、スギやヒノキの花粉の発育が良く、その翌年は花粉の飛散が多く花粉症の方が増加するといわれています。

花粉症とは

花粉症はスギやヒノキの花粉に対するアレルギー性の病気であり、2～5月が発症のピークです。

①くしゃみ、鼻汁、鼻閉（鼻づまり）が三大症状で、眼のかゆみ、流涙やノドのかゆみや異物感を訴える場合もあります。また、頭重感、倦怠感、集中力の低下からうつ状態になることがあります。

②気管支喘息、アトピー性皮膚炎といった他のアレルギー性の病気を合併することも多く、家族歴（遺伝）も関係します。

花粉症の対策

アレルギーの原因である花粉に接しないように努めます。お薬も役立ちます。

①花粉情報を活用し、花粉が飛びやすい日（晴れた日、風の強い日）には、マスク、メガネをして外出します。帰宅したら、洗顔、うがいを行い、服に付着している花粉もはたき落とします。部屋の乾燥を避け、湿度を上げます。

②抗ヒスタミン薬などのお薬を服用すれば、症状が改善しますが、眠気を催したり、ノドや口が渇く、頭がぼ〜っとするなどの副作用が現れる場合があります。点鼻薬、点眼薬も有効です。私も長年にわたり花粉症に悩まされていますが、小青竜湯《しょうせいりゅうとう》という漢方薬が有効です。

新しい治療法も開発されており、長く続く場合には、専門の医師を受診しましょう。

肺結核に気をつけよう

毎年春になると、学校や職場で定期健康診断が行われます。健康診断で発見される病気としては、高血圧、糖尿病などいわゆる「生活習慣病（成人病）」が中心です。しかし、結核も無視できません。結核菌を排出する開放性肺結核患者が職場に1人いれば、その職場全員が集団感染する危険性があります。

肺結核とはどんな病気か

①結核菌によって起こる感染症で、菌が感染する臓器により、肺結核、腎結核、骨結核（カリエス）、結核性肋膜炎などに分けられます。抗結核薬の発達した今日、肺結核、肋膜炎以外はほとんどみられません。

②咳、痰、微熱、やせ、などが肺結核の主な症状であり、咳が2週間以上も続けば、風邪と思い込まないで、医療機関で胸部レントゲン写真を撮ってもらいましょう。
③肺結核の診断には、レントゲン写真のほか、ツベルクリン反応（結核感染の有無）を行ったり、痰を調べて結核菌の存在を確かめます。最近、クオンティフェロン（QFT－2G）も用いられます。
④抗結核薬を投与すれば、通常は数カ月で改善します。しかし、薬の効かない耐性菌もあり、専門医による治療を必ず受けてください。

肺結核を予防するには

①肺結核は自覚症状が無いことが多く、職場などの定期検診を必ず受けましょう。
②肺結核に感染しても発病しないように、日頃から、栄養、運動、休養に注意し、自然の抵抗力を高めるように努めてください。

なお、我が国では2011年の年間肺結核新規発生患者は2万2681人（毎日62人）、死亡者は2162人となっています。肺結核は現在も決して油断できない病気です。

お花見

春になると、サクラが咲き、職場や家庭でもお花見が行われます。

サクラの知識

野生のサクラは、日本各地の山野に多く生じ、昔から国民生活に深く結びついていました。古い時代には「花」といえばサクラを意味し、『日本書紀』や『万葉集』にもサクラが登場しています。

野生種には、ヤマザクラ、エドヒガン、オオシマザクラなどがあり、吉野山や嵐山（京都）のヤマザクラは有名です。また、根尾谷（岐阜県）の淡墨ザクラはエドヒガンの一種です。江戸染井（現在の東京都豊島区巣鴨）の植木屋で作り出され、明治以降広く植えられているソメイヨシノが「開花日」のスタンダードとなっています。

サクラ見物

鑑賞のためのサクラ見物は、平安時代頃から貴族の間でサクラ狩りと称して宴会が行われるようになりました。平野桜祭（京都市上京区平野神社）は、859年以来という1100年以上の古い歴史があります。

庶民の間でサクラ見物が流行するのは江戸時代からで、桜餅も作られています。

お花見ではお酒を飲むことが多いですが、ウイスキー、焼酎など濃度の高いアルコールをストレートで飲めば、胃の粘膜を痛めたり、急性アルコール中毒になったりします。水割り、お湯割りなどのように薄めて飲みます。枝豆や串焼き、ソーセージなどのたんぱく質、ビタミンを豊富に含んだつまみを用意し、空き腹でお酒だけを飲むのは避けます。

お花見を、職場や家庭での交流の場として活用しましょう。

菜の花

菜の花は、「菜の花畑に入日薄れ……」という「朧月夜《おぼろづきよ》」の歌詞でも知られており、春の季語になっています。

菜の花の科学

アブラナ科の一年草で、古くから日本で油脂用作物として栽培されてきたアブラナ（油菜）の花が菜の花です。食用としても利用されますが、菜の花畑は「菜の花公園」（長野県飯山市）、愛知県渥美半島など観光地になっているところも少なくありません。

また、養蜂業者の方は、菜の花を蜜源植物とし、九州などの暖地からアブラナの開花に合わせて北上し、蜂蜜を集めています。

種子は40％以上油を含有し、絞れば菜種油が採れます。これを脱色精製すれば白絞油となり、食用油として用いられています。残りの油かすは肥料となります。

食用としての菜の花

菜の花だけでなく、葉も食用となり、おひたし、和え物として、春のご馳走の一品です。

春の食べ物であるタケノコや野菜、海藻などには食物繊維が多く含まれています。食物繊維の効用をまとめます。①食物繊維にはカロリー（熱量）が含まれていないので、肥満者のダイエット（減量）に役立ちます。②血中コレステロールを下げ、動脈硬化を防ぎます。③便通を良くします。④大腸がんを防ぐ効果もあります。⑤アブラナ科の野菜（ブロッコリー、キャベツ、大根など）には発がん抑制作用が期待できるイソチアナートが含まれています。

菜の花畑を行楽し、その夜は菜の花のおひたしはいかがですか。

タケノコ（筍）の効用

春はタケノコが美味しい季節です。料理に用いられるタケノコには食物繊維が多く含まれています。食物繊維の効果については、「菜の花」の項（27ページ）でも述べましたが、食物繊維は消化吸収されませんので、食物繊維を食べれば、糖質や脂肪がゆっくりと吸収されます。したがって、食後の血糖の上昇を少なくするなど、糖尿病患者さんの食事療法に役立ちます。また、タケの葉は「竹葉《ちくよう》」、稈《かん》（竹の幹）の内側の層は「竹茹《ちくじょ》」といい、いずれも漢方薬としての作用があります。

タケの漢方作用

ササの葉（竹葉）、タケ（竹茹）には、鎮静、鎮咳、解熱、抗炎症作用があり、「清肺《せいはい》湯《とう》」、「竹茹温胆湯《ちくじょうんたんとう》」などという漢方薬を構成する生薬として用いられ、痰の多い咳の出る患者さんに投与されています。また、ササの葉から抽出した多糖類には、抗腫瘍作用があるとして、現在研究が行われています。

食用としてのタケノコ

タケノコには、独特のえぐみがありますが、下ゆですれば、アクが除かれ、アミノ酸の一種チロシンなど、うま味成分が出てきます。チロシンには脳を活性化させ、老化防止に役立つ作用があります。かむ回数が多いほど認知症予防にも役立つとされており、タケノコはこの点からもお勧めの食物です。また、タウリンの多い魚介類と組み合わせると肝機能を強化する働きがあります。

海藻と煮ると柔らかくなり、うま味も増すといわれています。タケノコ、ワカメに木の芽を入れた「若竹汁」で春の香りを楽しみませんか。

梅の効用

梅の花は、奈良時代から宮廷貴族の間で好んで愛でられたと記録されています。菅原道真の飛梅伝説もよく知られています。

健康食品としての梅の効用

①梅は梅雨入り前の硬い青梅から次第に黄色く熟し、やわらかくなります。それに伴い、疲労回復作用のあるクエン酸が増えます。
②青梅の香り成分であるアミグダリンには毒性がありますので、青梅は食べられません。しかし、梅干しや梅酒に加工すれば、咳や痰を治す効果のある成分に変化します。
③青梅の果汁を煮詰めた梅肉エキスは抗菌作用があり、食物が腐るのを防ぎます。病原性大腸菌の生育も阻止します。梅干しにも同様の効果があります。

④梅には肝臓の機能を強め、悪酔いを防いだり、血流を改善し、冷え性にも効果のある成分が含まれています。

梅の利用方法

①梅干は塩漬けした完熟梅を乾燥させ、青じそを加え、もう一度漬けたものです。赤じそにはシソニンという物質が含まれ、血管や脳、皮膚の老化を防ぐ効果があります。梅干は唾液を分泌させますので、食物の消化吸収の促進にも役立ちます。おにぎりや「日の丸弁当」に入っている梅干は、防腐と消化促進両者の効果をねらっています。
②梅酒もおすすめです。アルコールにより梅の疲労回復成分が抽出されます。
③梅肉エキス、梅シロップもおいしいです。
　また、梅を健康食品として利用するだけでなく、お近くの梅林へ行き、鑑賞しましょう。

山菜を食べよう

春になり暖かくなってきました。近くの山へ山菜採りに出かけてはいかがでしょうか。

山菜の種類

山菜とは、栽培せずに山野に自生する植物で食用となるものをいいます。古くは野草と呼んでいましたが、現在は野草は平地のもの、山菜は山や丘のものと一応区別しています。

春には、新芽や新葉が多く、フキノトウ、ヨメナ、ヨモギ、ツクシ、ナズナ、ノビルなどが里の近くで採れます（野草）。

初夏に近づきますと、アザミ、クコ、ウコギ、ゼンマイ、ワラビ、タラノキ、アシタバ（伊豆地方）などを山で採ることができます。最近では、少なくなりましたが、やまのいも（自然薯）も山野に自生しています。

渓流ではカワノリ、池沼ではジュンサイ、湿った土地にはミズゼリがあります。

最近では、山菜ブームもあり、スグキ（京野菜）、トンブリ、ナメコなどは栽培ものがほとんどです。

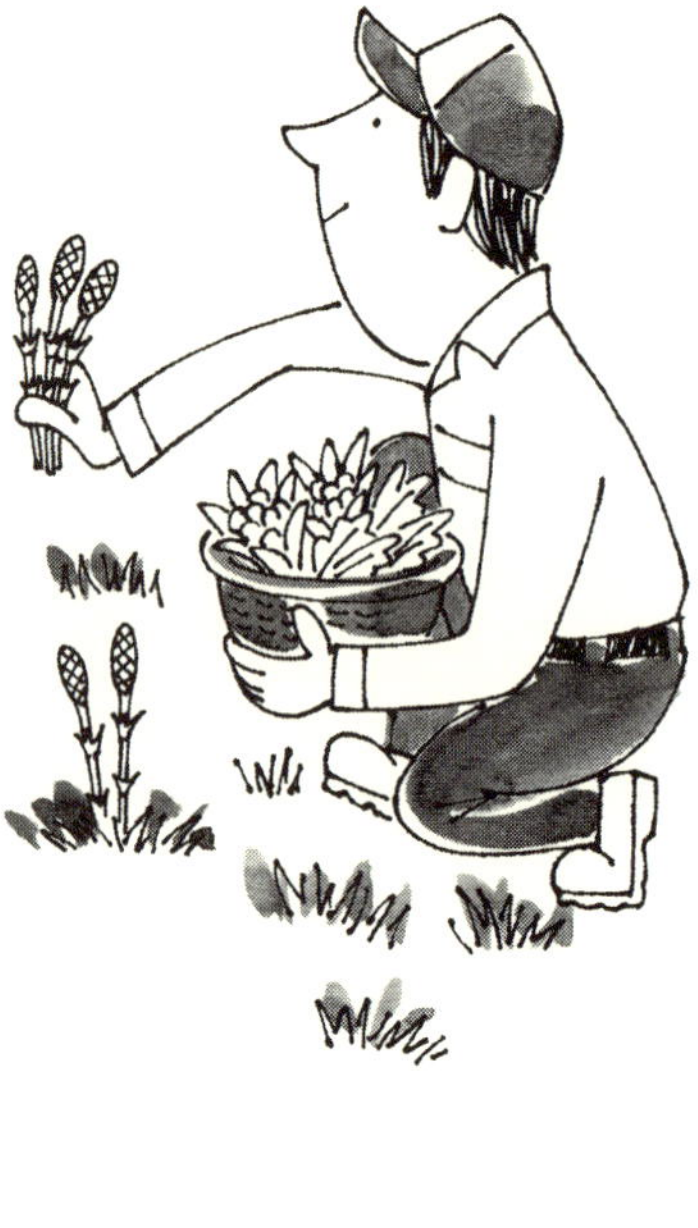

山菜の効用

山菜は食物繊維を大量に含んでいます。また、ビタミンC、E、Aなども含んでおり、老化防止やかぜの予防にも役立ちます。

山菜の特色は野趣に富む独特の香りです。手早くゆで、あく抜きを行い、ひたし物、和え物、汁の具として用いたらいかがですか。揚げ物にすると比較的あくがよく抜けます。

ことに、やまのいもはジアスターゼ、アミラーゼなどの消化酵素を豊富に含んでおり、とろろ汁など生食ができます。やまのいもの粘りはムチンです。胃の粘膜の保護作用があります。このように、やまのいもは消化酵素を多く含み、胃の保護作用がありますので、胃の調子が良くない時や胃弱の人は最適の食品です。やまのいもをおろし、40～50℃に冷ましただし汁を加えたとろろ汁をご飯にかけて食べたらいかがでしょう。

山菜採りは運動療法の効果もあります。次の休日には山菜採りに出かけませんか。

高血圧対策に青魚を

高血圧とは

高血圧は我が国で頻度が最も高い病気の一つであり、脳卒中や心筋梗塞といった動脈硬化を引き起こす危険因子となっています。最高血圧が140、最低血圧が90ミリ水銀以上の高血圧患者は、約4300万人存在すると推定されています。素質（遺伝）に加えて、食塩の過剰摂取、アルコールの飲み過ぎ、肥満、運動不足、ストレスなどの生活習慣の不健康さが加わって発症することから「生活習慣病」（以前は成人病）と呼ばれています。

高血圧の予防・治療には食塩制限、減酒（ビール中瓶1本、日本酒1合）、減量、散歩、ジョギング程度の運動を行いたいものです。

青魚の効用

鯖、鯵、秋刀魚、鰯など青魚といわれる魚は、高血圧、動脈硬化の予防改善に良い成分を持っています。青魚に多く含まれているタウリンは、血圧を低下させる効果があります。また、魚の油に含まれるEPA（エイコサペンタエン酸）、DHA（ドコサヘキサエン酸）も降圧作用を持っています。さらに、これらの不飽和脂肪酸は、血液の流れを良くする働きもあります。EPAには血液をサラサラにする効果があります。また、DHAは認知症予防にも効果があるとされています。

春が旬の鰆《さわら》もEPA、DHAを多く含んでいます。照り焼き、西京漬けなどはいかがですか。

夏の健康

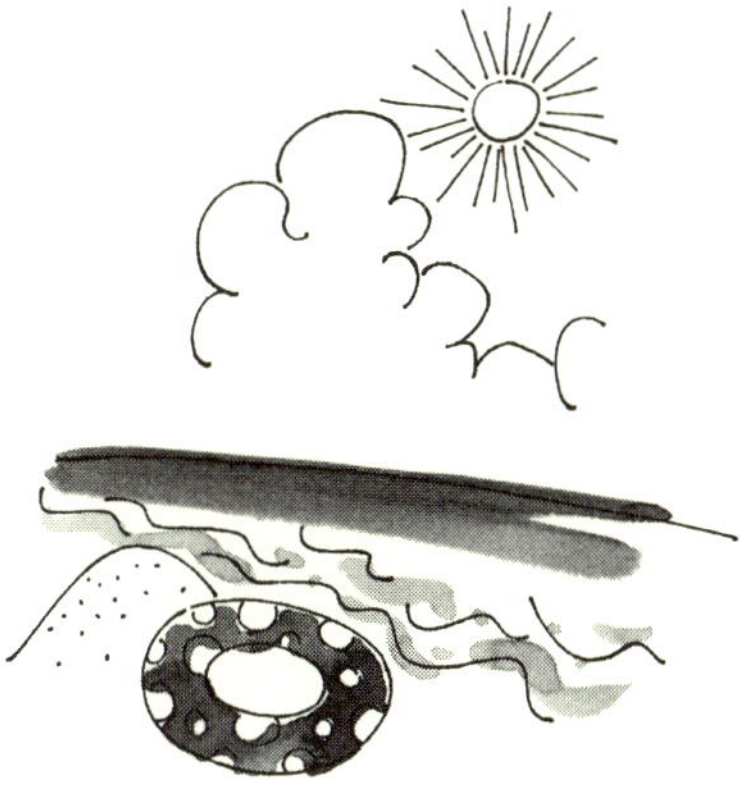

梅雨時や夏の健康について

特定の季節に多い病気を季節病と言います。日本の夏は暑いだけでなく、湿度が高いのが特徴です。ここでは高温多湿の頃の健康法についてまとめてみます。

梅雨時や夏に多い病気

梅雨時や夏には、①なんとなく体がだるい、食欲がないといういわゆる夏バテの状態、②夏かぜ、③食中毒や下痢など消化器系の病気、④皮ふ病（湿疹、水虫）が多くみられます。

そもそも病気が起きるには、宿主（患者）と病原体との相互関係が重要です。つまり、夏には体の抵抗力が弱まり、一方で病原体が繁殖しやすいことが関係しています。

したがって、病気の予防にあたっては、体の抵抗力を強めるとともに、食物は煮たり焼くことで殺菌したり、バイ菌のあるものを食べないことが肝腎です。

梅雨時や夏の健康法

①体の抵抗力をつけるのに最も大切なことは、休養、栄養、運動のバランスを保つことです。ことに、休養に関しては、睡眠をよくとるように、レジャーや家庭サービスの外出はほどほどにしたいものです。栄養に関しては、水分の取り過ぎは消化器系の働きを弱め、夏バテの原因になります。土用丑の鰻のように栄養のあるものを食べましょう。もちろん、食べ過ぎはダメです。運動は朝、夕の涼しい時に、散歩、ジョギングなどを軽く行ってください。

②病原体については、腸炎ビブリオ、大腸菌、ノロウイルスなどは熱に弱いので、煮るとか焼くとかすれば安全です。しかし、ボツリヌス中毒の毒素は煮ても変化しないので、食中毒防止には、火を通せば完璧というわけではありません。

次の項（42ページ）で詳しく説明します。

食中毒に気をつけよう

夏になると食中毒が起きやすくなります。悪心・嘔吐、下痢、腹痛が主な症状で、わが国では、毎年2万~3万人台の患者数です。

食中毒の原因

細菌、ウイルス、自然毒（フグ、毒キノコ）、化学物質（鉛、水銀など重金属、農薬）などの摂取で起こりますが、最も多いのは細菌性食中毒です。

細菌性食中毒は、「毒素型」と「感染型」に分類されます。「毒素型」は細菌が食品中で増殖し、産生した毒素を食べることで発症します。素手で調理されたおむすびや弁当が室温で放置されると、皮膚にしばしば存在する黄色ブドウ球菌が増殖し、毒素を分泌します。毒素を摂食して起こる食中毒は、食事から発症するまで数時間以内と短いのが特徴です。

一方、コレラなど感染した細菌が腸管内で増殖して発症する「感染型」は一般に汚染食品を摂取してからの潜伏期間が数日あります。しかし、海産の魚介類に増殖する腸炎ビブリオは食事後12時間くらいで発症することがあり、寿司や刺身を好む日本人の食生活では、生鮮食品の温度管理が難しい夏場に急増します。

食中毒の予防対策

コレラ菌、腸管出血性大腸菌O－157、腸炎ビブリオ、ノロウイルスなど感染性食中毒の原因菌は、熱に弱く、加熱により死滅します。調理の前によく手を洗う、新しい食材以外は十分に加熱する、などに気をつけましょう。ただし、黄色ブドウ球菌から産生された毒素は、熱を加えても毒性は減りませんので要注意です。

食中毒が疑われる場合には、早めに専門医を受診しましょう。

早寝・早起きの効用

暑い夏になると寝苦しく、つい夜更かししがちです。しかし、夏は朝早くから明るくなります。「早起きは三文の得」です。夏こそ早寝、早起きを励行しましょう。

夜更かしの現状

最近、携帯電話、テレビゲームの普及、塾への通学、クラブ活動などによる夜更かしが原因の「睡眠不足症候群」が増加しています。ことに、若い人に増加していますが、この症候群の人は、日中に居眠りをする、イライラ感を感じやすい、集中力が低下する、対人関係のトラブルを起こす、学業成績や生産性が低下する、という問題行動があり、交通事故も起こしやすいとされています。

睡眠には、脳の働き（情報処理能力）を守る（維持する）作用があります。一方、夜更かし、朝寝坊という生活時間軸のズレは、脳機能のアンバランスから、思考の集中力、持久力や記憶力の低下を招きます。２０００年から10年余り実施された21世紀の国民の健康づくり対策「健康日本21」の調査成績でも、国民の23％が睡眠不足を感じており、キャンペーンの結果18％に低下しましたが、男性の60〜70歳代、女性の50〜60歳代ではほとんど改善が見られませんでした。

早寝、早起きのコツ

毎朝起きて朝食をはじめ3食を規則正しく摂取し、夜床に就くという生活パターンを作ることの重要性が、時間栄養学の立場からも強調されています。すなわち、テレビやゲーム、携帯電話はほどほどとし、早く寝ます。

脳神経細胞はブドウ糖のみをエネルギーとしています。糖質の補給のため、朝食は必ず食べましょう。味噌汁（大豆たんぱく質）には必須アミノ酸リジンが含まれており、野菜との組み合わせも脳機能を高めます。

小麦色の肌は健康的か

夏は日差しが強く、海水浴、ゴルフ、山歩きなどを行えば、日焼けをします。日焼けした小麦色の肌は健康であることの証明のように見えますが、必ずしもそうではありません。

日光の良い面と悪い面

①日光すなわち、太陽光線は明るさと暖かさをもたらします。また、人間の皮膚でビタミンDを合成するのに必要であり、女性に多い骨粗鬆症の予防をはじめ、健康の維持・増進に大切な役目を果たしています。
②長時間日光に当たれば、紫外線の作用により次の日には日焼け（サンバーン）をし、

皮膚が赤くなります。4日目頃から赤みが薄くなり、1週間前後で茶色い肌となります（色素沈着）。「小麦色の肌」はあくまでも、サンバーン（軽いやけど）という皮膚の障害の結果生じたものなのです。

③日光に長い期間当たり過ぎれば、肌が「つや」や「張り」を失い、しわが増えるなど肌の老化が進みます。また、肌の「しみ」が増えたり、「そばかす」が悪化します。さらに、近年戸外でのレクリエーションの際、紫外線に当たり過ぎることによる皮膚がんも増加しています。

紫外線から肌を守るには

①長い時間日光に当たらないようにします。スポーツを行ったり、長い時間外出する際には、日傘、帽子、長袖のシャツ、長ズボンなどで日光を物理的に防ぎます。

②サンスクリーン剤（日焼け止め）を使用します。日焼け止めは、「日焼け止め指数」の高いものが効果が大きいです。均一にむらなく塗ります。発汗、水泳後には塗り直します。「かぶれ」に気をつけてください。

水泳で運動療法

夏には海水浴に行く方も多いと思います。今回は「水泳のスポーツ医学」についてまとめてみます。

水泳の利点と危険性

①運動をすれば、糖質や脂質が筋肉で利用されます。水泳は全身の筋肉を使う運動ですので、糖尿病、高血圧、動脈硬化症などいわゆる「生活習慣病」の予防、治療に役立ちます。水泳では、上肢の筋肉を主に使います。一方、歩行、ジョギングでは下肢の筋肉を用います。

②水中で水圧を受けながら行う運動であり、短時間で消費エネルギーが多くなります

（平泳ぎは5分で80kcal、散歩やゴルフ20分に相当するなど、陸上の運動の4倍の時間的効率）。肥満者が散歩やジョギングを行えば、膝や足の関節に負担がかかり傷める危険性があります。しかし、水泳、水中歩行では、浮力により体重を軽くすることができ、膝や足を傷めることはほとんどありません。

③水泳・水中トレーニングを続ければ骨密度が増加し、高齢女性に多い骨粗鬆症を予防することができます。骨密度だけでなく、筋力も増加し、転倒骨折を予防することにより、寝たきり・認知症の予防にも役立ちます。

④水泳は自然には習得できず、泳ぎ方が下手な方は溺死する危険性があります。

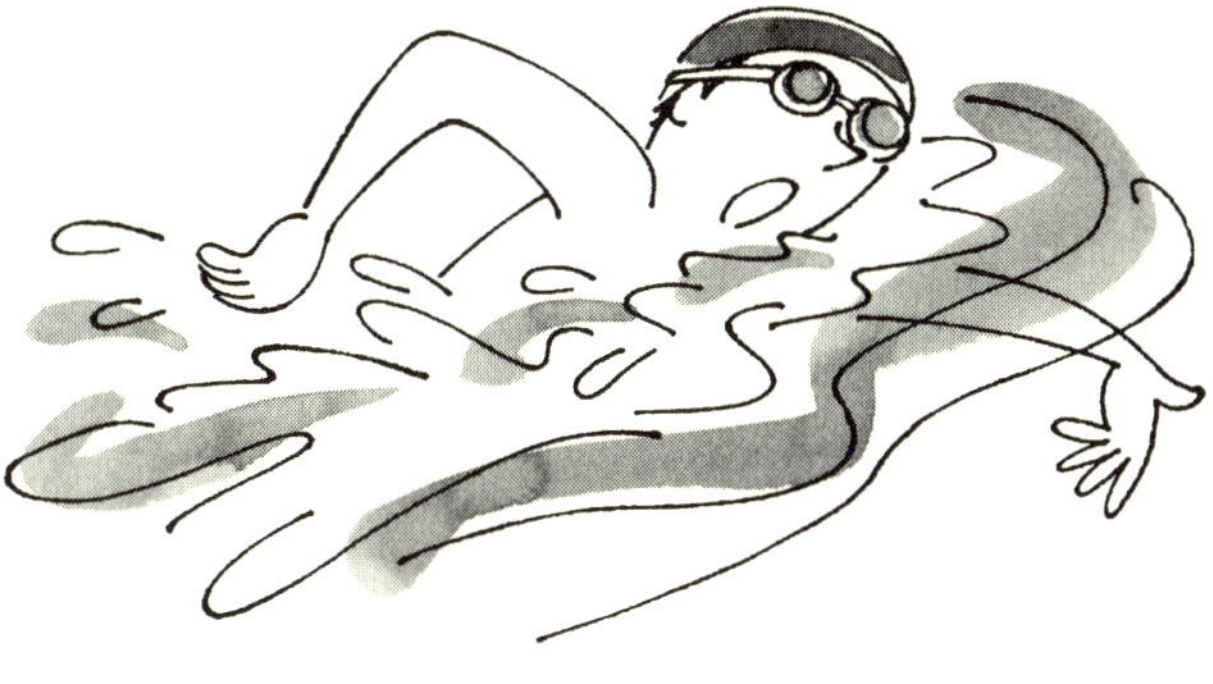

泳ぎ方と注意点

①強すぎる運動では、筋肉のエネルギー源として脂肪は利用されません。肥満や糖尿病では糖質だけでなく、脂肪組織の脂肪を消費するために、平泳ぎ、クロール、背泳ぎなどをマイペースの速さで1回10～30分くらい行います。「こむらがえり」が起きれば、水死の危険性があります。準備運動を十分に行いましょう。

③水泳・水中運動を行う時の急性心不全など心臓血管系の事故は運動中だけでなく、水泳後の更衣中にも起こります。また、水圧による筋損傷の可能性もあり、水泳・水中運動前後には準備・整理運動として十分なストレッチ運動を行うべきです。

④プールの周りでの転倒による外傷の発生を防ぐために、プール周りの整理整頓を行うべきです。

⑤生活習慣病の予防、治療には週に3日以上運動を行うことが必要です。水泳だけでなく、散歩などを日常生活に取り入れます。

⑥飛び込みによる頚椎損傷、日焼けによる皮膚損傷にも気をつけましょう。

登山と生活習慣病

最近では若い人だけでなく、中高年の方も登山を楽しむ方が増えています。

生活習慣病の予防と登山

①登山を行えば、筋肉でブドウ糖や脂質の利用が促進され、糖尿病患者では血糖値が低下します。また、肥満の防止、改善効果もあります。平地の歩行よりカロリーの消費も多く、筋肉を鍛える作用もあります。

②登山のような運動を定期的に、しかも長期間にわたって続ければ、インスリン（糖質をはじめとする栄養素の利用に必須のホルモン）の働きを強める効果があり、糖尿病の予防、治療に役立ちます。軽い高血圧に対する改善作用もあり、血液中のＨＤＬ（善玉）

コレステロールが増加するなど動脈硬化を予防する働きもあります。
③しかし、中高年の方が重い荷物を背負ったり、高い山をどんどん登るなど強すぎる運動は血圧を上げ、心臓にも危険性が増します。

登山の楽しみ方

①登山を始める前には、必ず医師を受診し、心電図、血圧、血糖値など必要な検査を受け、登山が可能な状態であることを確かめます。膝や足のチェックも忘れずに。
②初心者は高い山に挑戦せず、近くの里山に登るなど、それぞれの体力に応じてマイペースで始めましょう。経験を積んでから本格的な登山を目指します。
③登山では10分間に80 kcal程度のカロリーが消費されますので、定期的に食事を摂り、間食も適宜行いましょう。
④登山、ことに高所では脱水になりやすく、水分補給が重要です。

熱中症を防ごう

暑いときに野外でゴルフなどスポーツを行うのは、ストレス発散に役立ち気持ちの良いものです。しかし、熱中症に気をつけましょう。

熱中症とは

ヒトの体温は、体内での産熱（熱の発生）と放熱（体から失われる熱）のバランスで36℃前後に保たれています。すなわち、前者には糖質、脂質などをエネルギー源として、安静時の基礎代謝、食物の消化吸収、筋肉の運動などの際の熱産生があります。一方、後者には発汗、体の表面から失われる熱などがあります（次ページの図）。

日本の夏は暑いだけでなく、湿度も高いので、汗が出ても蒸発しにくく、運動に伴う熱の産生が放熱を上回り、体温が上昇します。

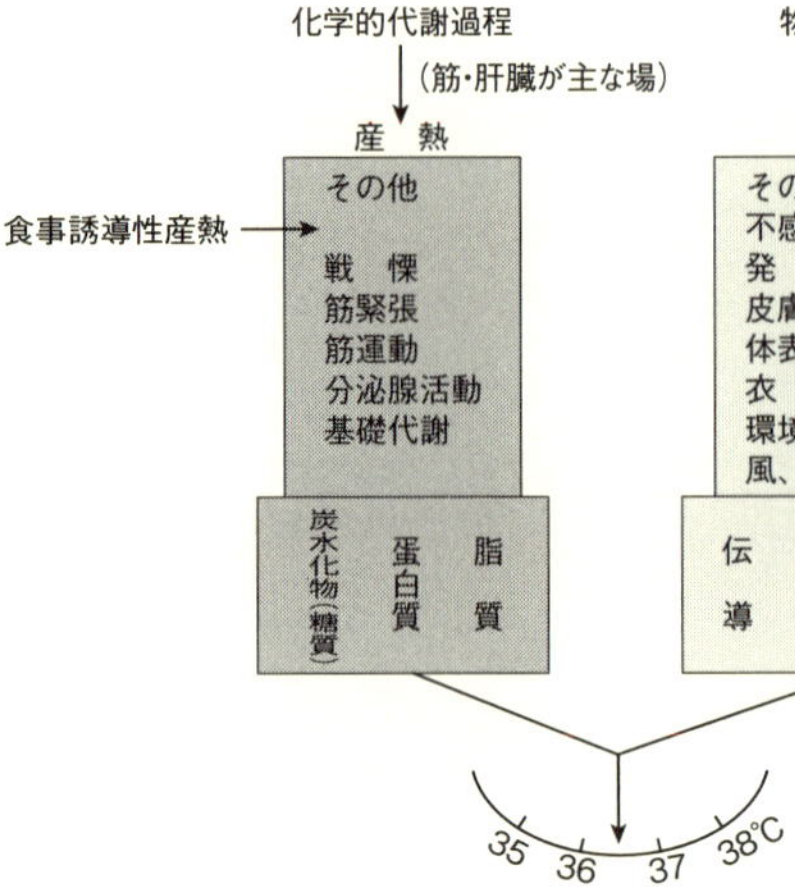

産熱・放熱のバランス

輻射・伝導・対流：皮膚温と外界温との差によって行われる。
蒸散：発汗によって促進され、湿度が関係。

（スポーツ医学の基礎、朝倉書店、東京、p240、1993を一部改変）

体温は熱産生と熱放散のバランスで、ある一定の範囲に保たれている。体内で産生された熱は伝導、対流、輻射、蒸散（呼気からの不感蒸散と発汗）により放散される。周囲の温度や体温が上昇すれば、脳にある体温調節中枢が発汗や皮膚血管拡張(血流増加)を促すことにより、体温を一定に保つ。しかし、周囲の温度や湿度が高くなり、運動による熱産生が増加すれば、体温調節中枢が破綻し、体温が上昇する結果、熱中症を招くこととなる。

熱中症は重症度で熱疲労、熱けいれん、熱射病（炎天下では日射病）に分類されます（最近はⅠ、Ⅱ、Ⅲ度に分けます）。発汗による脱水のため、全身の脱力感、疲労感、めまいや腹痛が起こり、筋肉がけいれんしたり、意識を失うこともあります。

熱中症の対策

それまで健康なヒトが高温、高湿度環境のもとで運動時に倒れた場合、熱中症が疑われます。日陰の涼しい場所に移動させ、上衣を脱がせます。冷水を下着の上からふりかけ、うちわで扇いだり、扇風機で送風すれば体温が下がります。また、頚部や脇の下、鼠蹊部を保冷剤や冷えたペットボトルで冷やします。

水分補給も重要で、意識のある場合には、水を飲ませます。意識のない場合には、医療施設で点滴注射を行います。大至急手配することが大切です。

基本的には予防が重要で、あまり暑いときには特別なイベント以外、運動は行わないようにしましょう。

また、運動を行うときには、20～30分ごとに休憩し、水分を補給します。

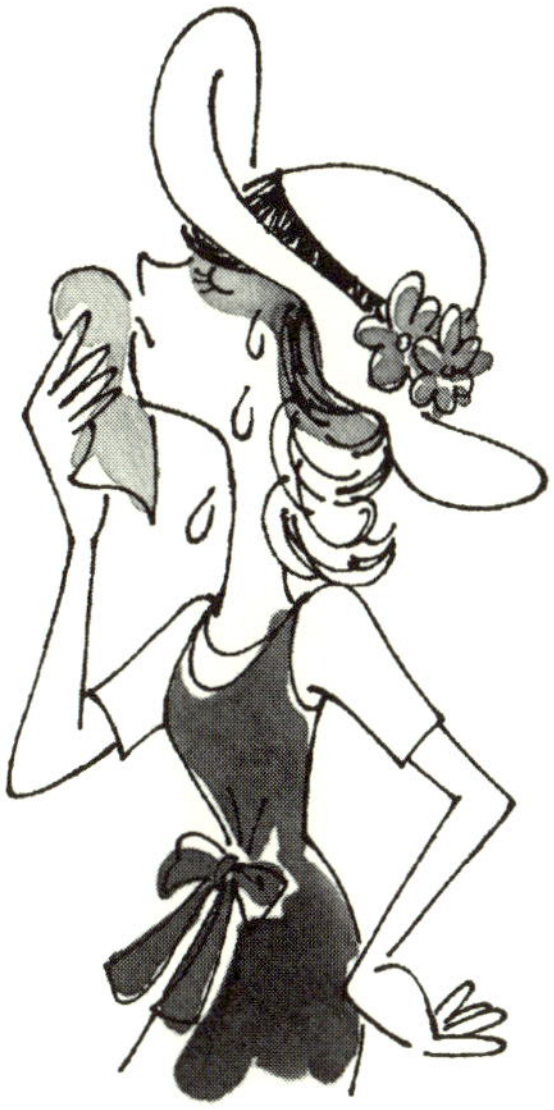

盆踊り

夏は全国各地で盆踊りが行われます。

盆踊りの歴史

盆踊りは旧暦の盂蘭盆《うらぼん》に踊りますが、1497（明応27）年に南都（奈良）で踊られたというのが最も古い記録です。

盂蘭盆というのは死者の苦を供養によって免れてもらおうという行事で、606（推古天皇の時代）年に始まったとされています。供養の手段として踊りが採用されるようになりました。盆には供養される精霊だけでなく、無縁の亡霊も来るということで、踊りによってにぎわいの中に引き出し、送り出す必要があります。

郡上踊り（岐阜県）で櫓や屋台を建てるのは、神や精霊迎えのためです。阿波踊り（徳島市）のように行列して群舞するのは神送りの目的であり、盆踊りで亡霊が再び戻らないよう鉄砲で送るところもあります（長野県阿南町）。

盆踊りの医科学

盆踊りの運動強度は様々ですが、いずれも全身の筋肉を使う有酸素運動です。盆踊りを行えば、筋肉でブドウ糖、脂質が利用され、血糖値が低下、糖尿病の予防や治療に役立ちます。また、過剰なエネルギーが消費され、肥満が改善します。盆踊りなどの運動を続ければ、糖尿病で低下しているインスリン（膵臓から分泌され、血糖を低下させるホルモン）の作用が改善します。さらに、骨や筋肉も強くなり、老化や運動不足による筋肉の萎縮（サルコペニア）の改善、骨粗鬆症の予防に役立ちます。体力が維持されれば、生活の質（QOL）も向上します。高齢者では、認知症の予防効果があり、盆踊りへの参加は、仲間づくりや生きがい形成にも役立ちます。

盆踊りは夏の夜の地方色豊かな娯楽であり、運動不足、ストレスの解消に役立ちます。しかし、連日深夜まで長い時間盆踊りを続けることは体に良くなく、定期的な水分補給も忘れてはなりません。

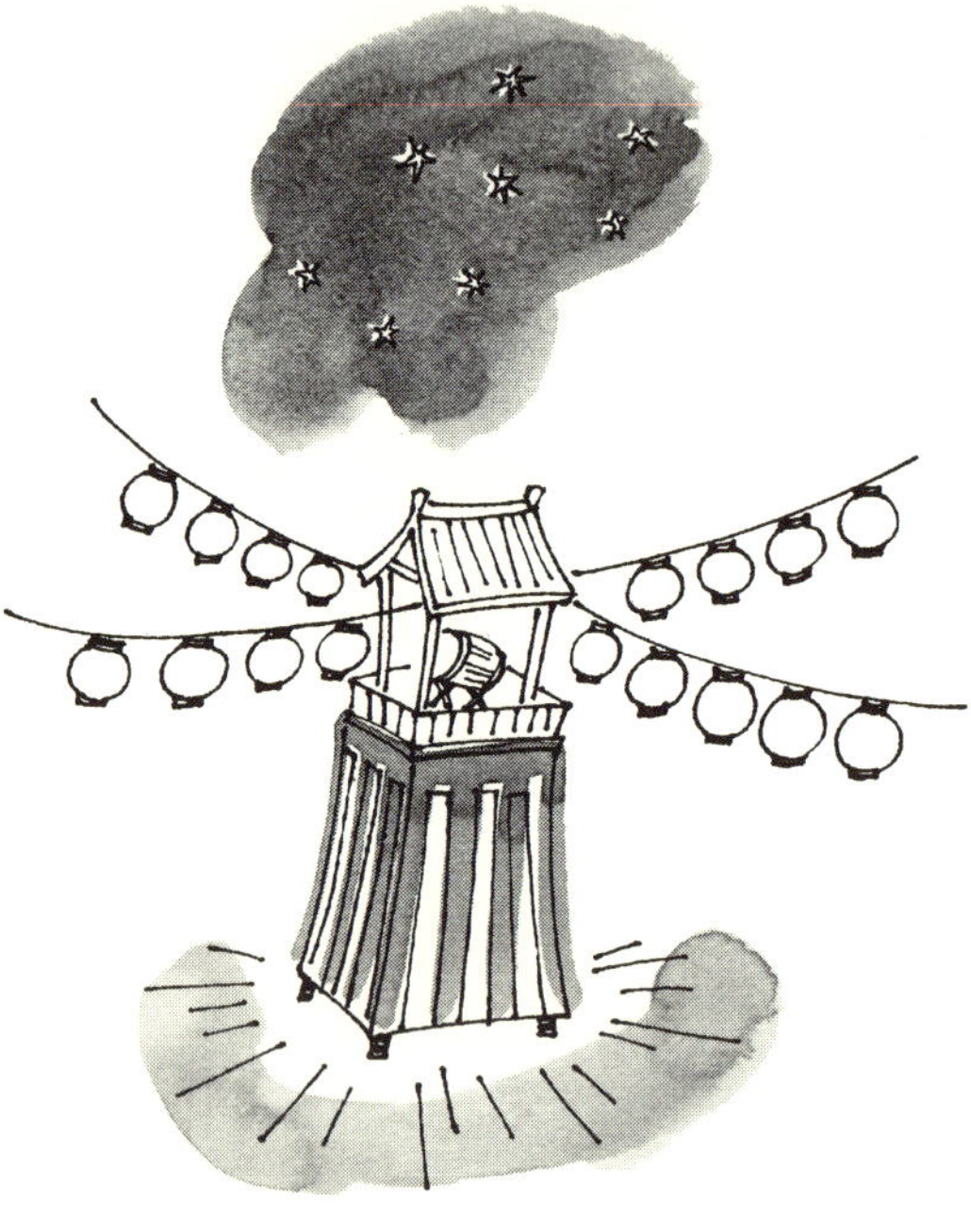

夏バテを防ごう

日本の夏は暑く、しかも湿度が高いので、体力を消耗し夏バテに陥ることがあります。

夏の健康状態

日本の夏は高温多湿ですが、近頃はヒートアイランド現象も関係し、夜になっても気温が下がらず、寝苦しい夜が続きます。このような睡眠不足に加えて、発汗も多く体の脱水を招き、何となく体がだるい、食欲がないといういわゆる夏バテの状態となります。

また、暑さのため体の抵抗力が低下し、夏かぜにかかったり、食中毒や下痢など消化器系の病気を起こしやすくなります。
さらに、夏には足のみずむし（白癬）に悩まされる方も少なくないと思われます。

賢い夏の過ごし方

体力や体の抵抗力を低下させないことがポイントです。「酷暑」を我慢するよりエアコンを活用した方が快適で、仕事の能率も上がり、睡眠もとれます。しかし、外気温との差が大きければ、部屋の出入りを繰り返すごとに疲労が増します。室温は28℃前後とし、「クールビズ」も活用します。

暑くて汗が出るからといって、水分、ことにジュースやコーラの飲み過ぎは糖質の摂取過剰から糖尿病を引き起こしたり、食欲も低下させます。また、ざるそば、冷麦といったあっさりした食事はスタミナ不足を招きます。土用の丑の鰻は古くから伝わる生活の知恵です。

体を使えばよく眠れます。朝夕の涼しいときに散歩をします。

漢方薬の補中益気湯もよく効きます。医師に処方していただきましょう。

夏の食生活

日本の夏は温度に加えて、湿度も高く「不快指数」が高いのが特徴です。しかし、汗が出るからといって、水分、ことに糖分の多いコーラやジュースばかり飲んでいると「ペットボトル症候群」（66ページ）といって糖尿病が急激に悪化して昏睡状態に陥ることもあります。

夏の食生活の基本方針

①ソバや冷麦のようなあっさりした食事だけではスタミナ不足になりますので、たんぱく質、脂質、ビタミン、ミネラルも補給します。土用の丑の鰻だけでなく、関西でよく用いられるハモ（鱧）は最も適した食品です。

②食物繊維の摂取のため、野菜を食べます。食物繊維には便通を整えたり、血中コレステロールを下げて動脈硬化を防いだり、大腸ガンの予防効果もあります。

③朝食は一日の活力のもとです、必ず食べましょう。

ハモの食品科学

ハモは高級食材ですが、夏バテで消耗した体の回復に役立ちます。

①ハモはあっさりしていますが、たんぱく質はもとより、脂質も十分含まれており、スタミナ補給もできます。

②小骨が多く「骨切り」をしますので、カルシウムの補給もでき、女性の骨粗鬆症防止に役立ちます。たまには、ハモの落し、照り焼き、天ぷら、酢の物などで夏バテの回復をしてください。

そばの効用

そばは中高年の昼食メニューの定番ですが、暑い夏には、冷えたビールとの組み合わせも最高です。

そばの食品科学

そばは食品科学的にも中高年に勧められる食材です。

①そばには他の穀類に比べて、たんぱく質が多く含まれており、筋肉など体を作るのに役立ちます。体脂肪蓄積予防作用もあります。

②ルチンを多く含んでおり、毛細血管を強化し、血圧を下げ、脳出血を予防します。

③食物繊維を多く含んでおり、満腹感を得やすいです。肥満を防ぎ、便の量を増加さ

せ便通をよくしたり、大腸がんを予防する、血中コレステロール値を下げる、などの効果があります。食後の血糖値の上り方も遅く緩やかで、糖尿病の方の食品としても役立ちます。

そばの食べ方

そばは飢饉の時の非常食として奈良時代から用いられてきたという記録があります。しかし、麺としてのそば切りは江戸時代の初期からのようです。ルチンはそばの実の殻に近い部分に多く含まれていますので、白いそばより殻に近い部分を含む黒っぽいそばの方が体に良いと言えます。ルチンは水溶性ですので、そばのゆで汁に溶け出します。ざるそばを食べ、そば湯を必ず飲みましょう。塩分の多いそばつゆは控えます。栄養面を考えれば、エビの天ぷらをのせた「天ぷらそば」、「天もり」もお勧めです。スタミナをつけて猛暑を乗り切りましょう。

夏の嗜好飲料

暑くなると食欲がなくなり、ジュースやコーラ、ビールなど冷たい飲み物がほしくなります。こうした嗜好飲料を飲む場合、いくつかの注意が必要です。

ノンアルコール飲料

暑い時には、汗も出やすく脱水に陥りやすく、水分補給は大切です。ことに、重労働や激しいスポーツ活動で大量に汗が出た時には、水分だけでなく、ナトリウムなど電解質の補給を行う目的でスポーツドリンクを飲みます。しかし、糖分が相当量含まれていますので、エネルギー（熱量）の過剰から肥満を招きます。また、糖尿病の方は要注意です。炭酸飲料水、コーラ、ジュースなど糖質を含んでいる清涼飲料水を毎日、大量に飲み続けると、一時的に糖尿病が発病したり、重症例では糖尿病昏睡を招くという「ペットボトル症候群」を引き起こす可能性があります。糖質を多く含む清涼飲料水は５００㎖以内とし、それ以外は水・日本茶、ウーロン茶とします。

ペットボトル症候群の特徴

①激しいノドの渇き、多尿、急激な体重減少が数日間続き、症状が進めば昏睡です。
②糖尿病であることを自覚していないごく軽い糖尿病患者がほとんどです。
③ジュース、コーラなど清涼飲料水を多量（最高４ℓ）に飲んでいることがあります。
すなわち、自分が糖尿病であることを知らない、ごく軽い糖尿病の患者さんが、暑さでノドの渇きを感じた時、糖類が含まれている清涼飲料水を大量に飲めば、血糖値は急上昇します。血糖値上昇／糖尿病状態の悪化はノドの渇き、多飲、多尿をより悪化させます。清涼飲料水を飲むことの繰り返しが糖尿病性昏睡を招きます。

アルコール飲料

暑い時にはビールが飲みたくなります。

ビールの製造は、紀元前2000年頃のバビロニアで始まったと推測され、古代エジプトに伝えられ絵画に残されるほど発達しました。ホップの加えられた「今日風」のビールは、7世紀にドイツで完成したとされています。

日本では明治初頭から製造され、色の淡いピルゼン型と黒ビールの2種類が中心です。ビールは9℃前後に冷やすのがおいしく飲むコツであり、冷え過ぎはうまみが減ります。

適量のビールは疲労回復、食欲増進に効果的であり、夏バテの回復に役立ちます。冷や奴、枝豆などたんぱく質、ビタミンを豊富に含んだつまみを用意しましょう。蕎麦との相性も良いです。

ところで、ビールは意外な使い方もできます。洗剤としての効果もあるので、床などのふき清掃に使えます。また、ガスコンロの油汚れにもビールをフキンに含ませて拭いてみると案外簡単に取れます。ビールの独特のにおいは10分もすれば消えます。

日本人に親しまれているアユ

アユ（鮎）釣り、鵜飼いなどは日本の夏の風物詩の一つです。アユは神武天皇や神《じん》功皇《ぐう》后の神話にも伝えられているほど、古くから日本人の食生活にかかわりがあります。『万葉集』にもアユ釣りのことが詠まれています。

アユは味の良さと姿の美しさから「川魚の王」とも呼ばれています。

アユの生態

アユは秋に産卵し、川中に流され、海で越冬し育った稚アユは、春（3〜6月）に川を上ります。溯上するアユは、主として川底の珪藻類（水あか）を食べ、5〜7月には中流域までさかのぼり、それぞれの「なわ張り」を持つようになります。現在では、河川で釣るアユも稚アユで放流されたものが主体です。

アユの釣り方には、友釣り（オトリアユを用いる）、コロガシ釣り（数本の掛け鉤《ば》りをころがす）、ドブ釣り（疑似鉤りを水中に沈める）がありますが、いずれも闘争心に富んだアユの性質を利用する方法で、餌を鉤りにつけて食わせるという釣り方ではありません。

アユの調理法

アユは香魚とも呼ばれ、一種の香気を持っています。7～9月が旬です。

調理法は刺身、あらい、酢の物（若アユは「背ごし」といって骨をつけたまま筒切りにして酢みそで和える）、素焼き、塩焼き（たで酢をそえる）、青竹筒焼き、石焼き、魚田、てんぷら、アユ寿司、アユ飯などがあります。

アユには良質のたんぱく質に加えて、動脈硬化や認知症を予防する効果のあるＥＰＡやＤＨＡという脂質が含まれています。夏バテ防止にも役立ちます。

食酢の効用

暑い夏には食欲が低下します。

食酢の食品科学

①疲労回復作用：健康増進や体力維持に運動はとても大切です。しかし、強い運動は筋肉運動に必要なエネルギー源であるグリコーゲンを消耗します。私共は以前、運動後に糖質と食酢を合わせて摂ると、速やかにグリコーゲンが肝臓や筋肉に補充されることを動物実験で確認しました。また、学生さんに運動後に食酢を添加したドリンクを飲んでもらうと、急激な血糖上昇が抑制されることも確認しています。

②殺菌作用：食酢は食中毒菌であるO－157や黄色ブドウ球菌への殺菌効果が報告

されています。そこで食物が腐敗しやすい夏では、調理に使用したり、まな板洗浄への利用が食中毒予防の一助となります。

③**生活習慣病予防**：高めの血中コレステロールを低下させたり、軽症高血圧の改善効果も報告されています。

食酢の利用方法

①炎天下の作業やゴルフの後には、食酢や黒酢大さじ1杯を約10倍の冷水で薄めて飲みます。砂糖や好みではちみつを入れます。お寿司も疲労回復に役立ちます。わかめや胡瓜の酢の物も良いでしょう。

②小あじやいわし、わかさぎなどはマリネ、南蛮漬けにしますとカルシウムの吸収が促進され骨粗鬆症の予防に役立ちます。

③食塩の強い味を和らげる作用があり、塩焼きの魚に添え酢をつけます。

暑い夏でも食酢を活用して、たんぱく質、ビタミン、ミネラルなどを多く含む食物をバランスよく食べましょう。

秋の健康

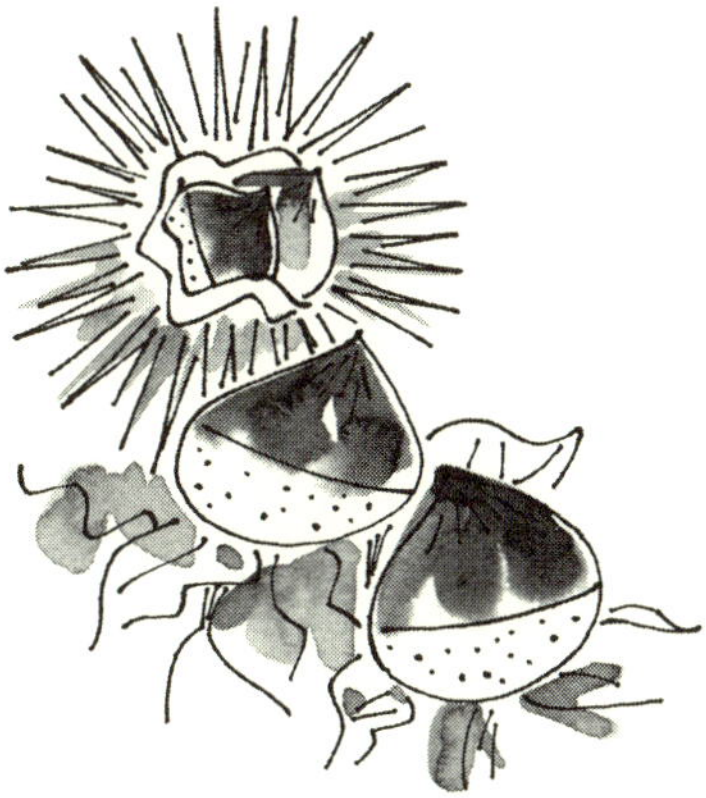

お米を見直す

「稔りの秋」となりました。近年、パンやパスタ類が好まれるなど食生活の洋風化が進み、米の消費量が減少しています、しかし、米は栄養学的に優れた食品です。

米の栄養学的特徴

①米の主成分は約75％含まれているでんぷんであり、カロリー源として役立ちます。
②米は約6％たんぱく質を含んでおり、貴重なたんぱく源となっています。小麦粉もたんぱく質を8～10％含んでいますが、必須アミノ酸であるリジンが不足しており、栄養学的立価（プロテインスコア）が小麦の48に対し、米は77と質的に優れたたんぱく質です。

③ビタミンやミネラルは玄米には多く含まれていますが、精白すれば少なくなります。しかし、最近では食生活が豊かになり、脚気（ビタミンB_1欠乏）はほとんどみられません。
④パンやうどんなど粉食に比べて食物繊維が多く、また、加工の際に食塩を加えるパンやうどんより米飯は塩分が少ない利点があります。

米飯の注意点

米飯は、和・洋・中華いずれともよく合います。栄養学的により完全にするために副食物を組み合わせておいしく食べましょう。味噌汁や漬物は米飯とよく合いますが、ほどほどに。米は日本で自給できる主食です。お米の良さを見直しましょう。

キノコの効用

爽やかな秋風が吹くようになると、夏の間衰えていた食欲も回復してきます。しかし、食べ過ぎは肥満を招きます。秋の味覚の代表であるキノコ類は、エネルギー（熱量）が少なく、この点に関して安心して食べることができる食品です。

食用に供されるキノコ

キノコは、独特の風味と食感によって多くの人々から親しまれています。わが国で食用となるキノコは約300種類ありますが、主なものは、エノキダケ、キクラゲ、シイタケ、シメジ、ナメコ、ヒラタケ、マイタケ、マッシュルーム（シャンピニオン、西洋マツタケとも言いますが、正式和名はツクリタケ）、マツタケ（松茸）などです。

キノコ類は天然キノコと栽培キノコに分けられます。秋はキノコ狩りを楽しむのにも絶好の季節です。ただ、タマゴテングタケ、ツキヨタケなど、毒キノコには注意してください。

キノコの成分

キノコの成分は大部分が水分で約90％を占めます。糖質は3～5％で、たんぱく質は少量しか含まれていませんが、シメジは必須アミノ酸であるリジンを多く含んでいます。ビタミンとしては、B_2やビタミンDの母体であるエルゴステリンを含んでおり、日光（紫外線）の作用で骨粗鬆症防止に役立つビタミンDに変わります。また、シイタケには高コレステロール血症を改善させたり、制がん作用を持つ成分が含まれている可能性も指摘されています。

マツタケのどびん蒸し、ナメコおろし、シイタケのバーベキューなどキノコ料理の香りと感触を楽しんでみませんか。

サンマを食べよう

秋の代表的なお魚である「秋刀魚（サンマ）」の栄養面の効用をまとめてみました。

生活習慣病の予防効果

①サンマの脂肪分には、ＥＰＡ（エイコサペンタエン酸）が含まれており、血液をさらさらにしたり、血清中性脂肪濃度を低下させ、動脈硬化や高血圧を予防する働きがあります。アトピー性皮膚炎や花粉症などアレルギー性の病気の予防、改善にも役立つとされています。

②脳をはじめ神経組織に必要なＤＨＡ（ドコサヘキサエン酸）もたくさん含まれており、老化に伴う学習能力の低下や視力の低下、アルツハイマー型老人性認知症の予防・改

善に効果があります。
③血圧を低下させる作用のあるタウリンも多く含まれています。
④ビタミンDやカルシウムも豊富に含まれており、骨の強化にも役立ちます。

サンマを食べる時の注意点

①EPAやDHAなどの脂肪は変質しやすく、放置しておくと、過酸化脂質という有害物質ができます。できるだけ新鮮なものを求め、すぐに食べるようにしましょう。保存は冷蔵庫で、少し長くなる場合にはフリーザーに入れ、食べる時には凍ったまま焼きます。
②塩焼きにするなら、大根おろしやレモン汁を添えることにより、発がん物質が体内にできるのを予防する効果があります。
③煮物にして煮汁も一緒に摂取すれば、EPA、DHAなどの有効成分を逃しません。ムニエル、ホイル焼きもお勧めです。

秋の味覚　柿

「柿くへば鐘が鳴るなり法隆寺」と正岡子規の句にありますように、柿は秋の季語にもなっています。

柿の種類

柿は中国、韓国、日本が原生地で、日本では10世紀から栽培され、「延喜式」（927年＝古代の法典）にも熟柿や干し柿が記載されています。成熟するにつれて甘くなる甘柿と熟柿になって甘くなる渋柿があります。前者の代表例は富有（岐阜）、次郎（静岡）があり、後者には西条（広島）、四溝（静岡）などがありますが、後者も干し柿にすれば甘くなります。

柿の食品科学

柿にはブドウ糖や果糖など糖質（炭水化物）が多く含まれ、干し柿にすると約4・5倍に増えます。果糖には血中のアルコール濃度を下げる作用がありますので、二日酔いの特効薬と言われています。飲酒の前に生柿を食べれば悪酔いがしにくくなります。柿はカリウムを豊富に含んでおり、ナトリウムを排泄し、高血圧を改善させます。また、水溶性のペクチンのほか、不溶性のものなど食物繊維を多く含んでおり、高コレステロール血症の改善や大腸がんを予防する作用があります。

さらに、ビタミンA（カロテン）、Cなどを含んでおり、前者のビタミンAは干し柿に多く、抗酸化作用があり、動脈硬化やがんを予防する効果があります。後者のビタミンCは生柿に多く、温州みかんの約2倍含んでおり、かぜの予防効果や抗酸化作用もあります。

柿には、健康の維持、増進に役立つ成分が含まれています。しかし、食べ過ぎはカロリー過剰になります。

冬の健康

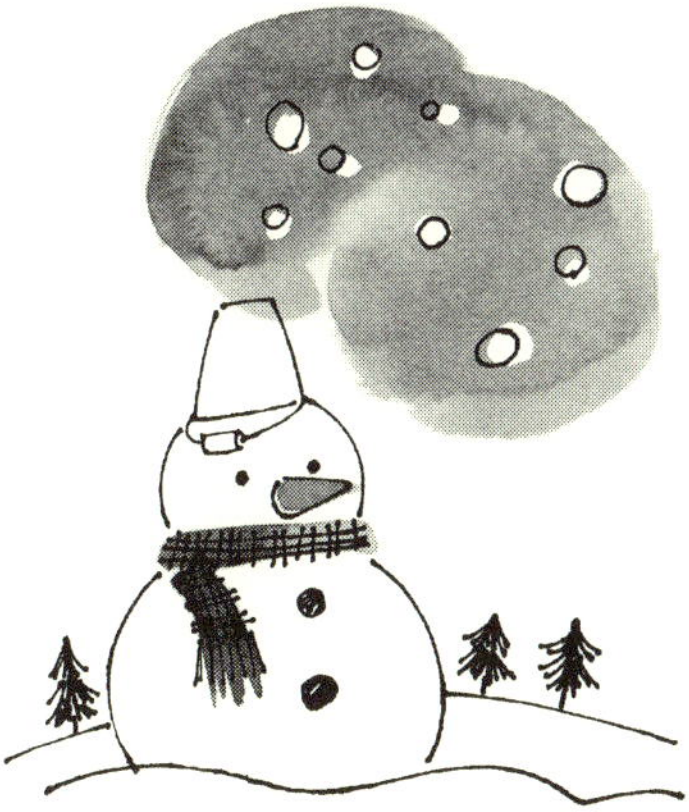

インフルエンザ

新型インフルエンザが大流行することがあります。冬はインフルエンザの流行シーズンです。

インフルエンザの原因・症状

インフルエンザは、インフルエンザウイルスが上気道に感染して発症します。潜伏期間は短く、24~48時間程度です。高熱、頭痛、関節痛、腰痛、倦怠感など全身症状が出現し、やや遅れて、咳、鼻水など上気道症状がみられます。ほとんどの場合、安静にしていれば、約1週間で自然に治ります。

毎冬に流行するのが、季節性インフルエンザですが、鳥インフルエンザなど新しいインフルエンザウイルスが出現し、世界的に流行することがあります。2008年春にメキシコで発生し、世界的に流行した新型インフルエンザは豚由来のHINIウイルスでした。

日本では、ノドや鼻腔を綿棒でぬぐい検体とするインフルエンザ迅速診断が広く実施され、陽性ならインフルエンザと診断します。

インフルエンザの予防、治療法

発症早期（48時間以内）からタミフルを1カプセル（75㎎）ずつ1日2回5日間内服します。また、リレンザは口から気道へ吸入します。高齢者（65歳以上）や糖尿病、人工透析実施中など持病のある人にはタミフルの予防投与が認められており、1カプセル、1日1回を1週間から10日内服すれば、85％防止できます。

ワクチンの接種も感染防止、症状の軽減に有効です。毎年予防接種を受けましょう。過労や暴飲暴食を避け、体調を整えます。外出後はうがい、手洗いを励行するなど一般的な注意事項も実行します。

脳卒中に気をつけよう

冬場には、脳卒中が起きやすくなります。

脳卒中はある日突然発病し、そのまま死亡することがあります。一命をとりとめても半身不随など後遺症を残すこともあります。日頃の生活に気をつけて脳卒中を予防しましょう。

脳卒中とはどんな病気か

「脳卒中」とは脳の血管に障害が生じることにより、脳神経細胞への栄養や酸素の供給が途絶え、脳細胞の活動が低下する病気です。

脳の血管が詰まる脳梗塞、脳内の血管が破れて、脳の中に出血する脳出血、脳を覆っているくも膜と軟膜の間の隙間に出血が起きるくも膜下出血と、3種類に大きく分類されます。

脳卒中予防のためのライフスタイル

脳卒中の発症には、高血圧、脂質異常症、糖尿病などいわゆる生活習慣病が関係しています。これらの病気の予防・治療が脳卒中の予防に役立ちます。

①塩分の取り過ぎを減らし1日6g以下とする。卵やたらこ、レバーなどコレステロールの多い食品を控える。たんぱく源として魚、脂肪の少ない肉類を、また野菜、海藻、きのこなど食物繊維も摂取する、などが食生活上の注意点です。

②散歩、ジョギングなどの有酸素運動を行い、1日1万歩以上を目指します。

③食事・運動に気をつけ、肥満を防ぎ、体格指数＝ＢＭＩ〈体重（kg）÷身長（m）×身長（m）〉を25以下に保ちます。

④アルコールは1日に日本酒1合（ビール中瓶1本）程度としましょう。タバコは健康上有害です。禁煙しましょう。休養・ストレス解消も忘れてはなりません。

鍋料理の効用

寒い冬には、一家で鍋料理を囲みたいものです。

わが国の食生活の現状

①摂取総エネルギー（熱量）は増加していませんが、ハンバーグ、ステーキなど動物性脂肪・たんぱく質の摂取量が増加しています。
②ジュース、コーラの普及から、砂糖など単純糖質の摂取量が増え、米、麦など複合糖質、食物繊維の摂取量が減少しています。
③食塩の摂取量は1日当たり10・6g（男性11・4g、女性9・8g）となっており、もう少し減らしたいです。

鍋料理の栄養科学

鍋料理は、惣菜を食器に移さず、調理に用いた鍋に入れたままの状態で食卓に供される日本の料理です。

カキや白身の魚など新鮮な魚介類、牛、豚、鶏肉、豆腐に野菜類をとりあわせますが、あくの強いもの、においのきついもの、煮くずれしやすいものは避けます。白身魚には白菜など、くせのない野菜、肉類にはセリやネギなど香り野菜が相性が良いとされています。

生活習慣病の予防のためには、タイ、サワラなど白身魚、カキ、カニなど比較的脂肪分が少なく、ローカロリーのたんぱく質を含んだ食材が適しています。植物性たんぱく質の豆腐もお勧めです。野菜やこんにゃく、タケノコなど食物繊維は満腹感も得られ、肥満対策に役立ちます。

高血圧の予防のためにも、つけ汁にはポン酢、カボスなど柑橘類の汁を用いたり、アサツキ、大根おろし、もみじおろしなど薬味を活用し、塩分を控えましょう。

鍋料理と味付け

鍋料理は味付けにより、すき焼き（昔、鋤《すき》の上で肉を焼いたところから命名）、土手鍋など濃い目のだし汁で煮るもの、薄味のだし汁で煮る寄せ鍋、うどんすきなど、しゃぶしゃぶ、湯豆腐、水炊きなど味のつかないだし汁で煮るものの3つに分類されます。

石狩鍋、柳川鍋などは日本で発展し、寒い時期に好まれますが、外国で鍋料理に相当するものとしては、フォンデュ、ブイヤベースがあります。

家族や同僚などと鍋料理を囲み、コミュニケーションの場としても役立てたいものです。

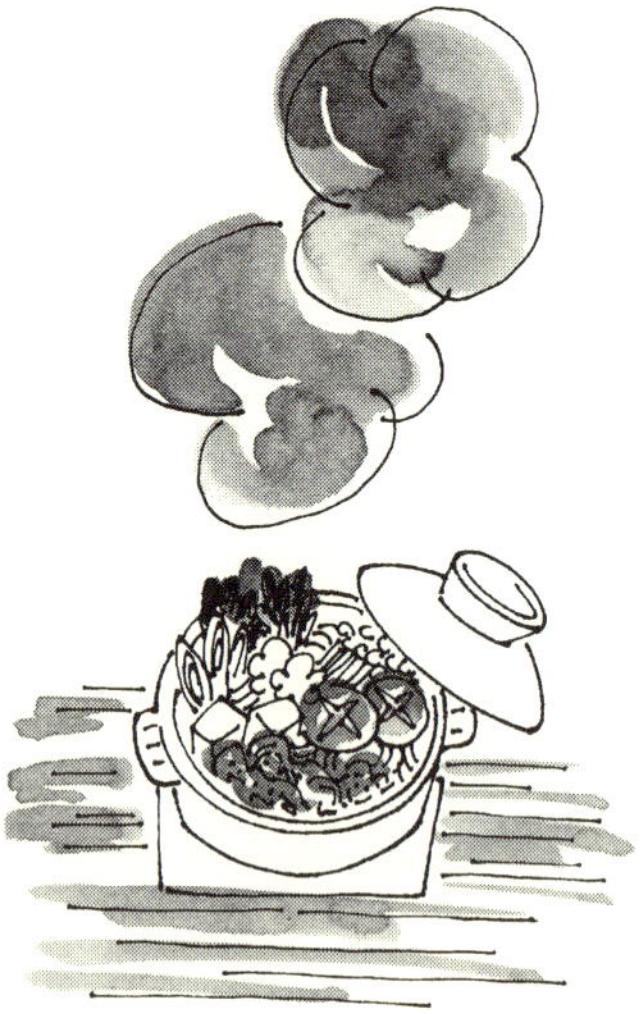

おせち料理

お正月にはおせち料理を食べます。おせちの歴史や栄養科学を紹介します。

おせち料理の歴史

お節料理と書きますが、平安時代に中国から渡来した年中行事です。以前は正月の他、雛祭り（3月3日）、端午（5月5日）、七夕（7月7日）、重陽（9月9日）を加えて五節句といい、季節の変わり目として神前に食物を供えていました。この料理がお節料理ですが、次第に正月の料理をお節料理「おせち」と呼ぶようになりました。江戸時代中期以降はデラックス化し、四重、五重という重詰め料理が作られました。

正月を家族揃って祝うために、台所で火を使わず、冷めたままで食べることができるメニューが中心です。

おせち料理の栄養科学

重箱は四重ねが正式で、春夏秋冬の四季を表し、入れる食物も決まっていました。かまぼこ、きんとん、黒豆、川魚の甘露煮、昆布巻き、焼き魚、エビの鬼殻焼など伝統的なものに加えて、ハム、ソーセージ、鶏の唐揚げなど和洋中の食材が用いられます。

比較的低脂肪で良質なたんぱく質に富んだ食品が多く、栄養学的に優れています。しかし、保存性を考えて味が濃くなっていますので、塩分過剰になりがちです。また、野菜類が少ないので、野菜サラダやほうれん草のおひたし、新鮮な果物を追加するなど栄養素のバランスにも気をつけます。飲み過ぎも要注意です。

正月は食べ過ぎ、運動不足になりがちです。家族揃ってお宮参りに行ったり、適度な運動も行いましょう。

トウガラシはダイエットに役立つ？

寒い冬には、体が温まる物を食べたくなります。今回はトウガラシ（唐辛子）の効用についてまとめてみます。

トウガラシの効果

トウガラシなど激辛の食べ物を口に入れるとまず、舌がピリッとして痛い感じがします。飲み込んでしばらくすると体が温かくなり、汗が出てきます。すなわち、トウガラシにはカプサイシンと呼ばれる辛み成分が含まれており、トウガラシを食べれば、カプサイシンが大脳に働き、交感神経—副腎系に指令が送られ、カテコラミンというホルモンが分泌されます。カテコラミンは肝臓に作用し、糖質（グリコーゲン）を、脂肪組織では脂肪をそれぞれ分解させ、酸素を使って燃やすので、体が温まるのです。

つまり、スポーツをした時と同様に、カプサイシンにより代謝が活発化し、余分にエネルギーが消費されるので、ある程度脂肪組織が少なくなる（やせる…ダイエット）効果が期待できるのです。

また、肥満者の中には食事をしても体があまり温まらないタイプの方がいますが、カプサイシンは脂肪組織を活発化して熱を発生させます。

トウガラシの食べ方

やせるためには、カプサイシンで1日200mg、トウガラシでは40gを必要とするので、とても食べられません。したがって、料理をおいしく食べる香辛料として活用したいものです。

入浴の効用

寒い時にはお風呂に入って体が温まると本当に気持ちが良いですね。入浴の効果について科学的に見てみましょう。

入浴の効果

入浴は水温により、微温湯（37〜39℃）、温浴（39〜42℃）、高温浴（42℃以上）に分類されます。

①普通の日本人が好きな肩まで浴水中に浸る高温浴では、入浴直後に血圧が急激に上昇したり、心臓に大きな負担がかかります。一方、いわゆる洋式の浅い浴槽にぬるく感じられる水温で入浴する場合（微温浴）には血圧はむしろ低下し、心臓にも影響あ

りません。

②高温浴では、呼吸数も増加したり、エネルギー消費も多く、体力を消耗するので高齢者や病弱な方にはお勧めできません。

③高温浴では、多量の発汗で水分と塩分が失われ、消化吸収機能も低下します。

体にやさしい入浴法

①入浴前に、足先から下肢、腹部と順にお湯をかけ、皮膚血管を拡張させてから入浴します。

②食直前や重労働後はさけ、就寝前にややぬるい温度で入浴すれば、よく眠れます。

③入浴後に疲労感が残らず、気持ちよい温かさが感じられるような入浴を心掛けましょう。

温泉の効用

温泉はいつ入っても良いですが、ことに冬の寒い時には、気持ちの良いものです。温泉を医学的に考えてみましょう。

温泉の作用

①温泉に入れば、身体が温められ、血液の循環が良くなり、神経痛、関節痛、筋肉痛が軽くなります。日本人は一般に座って入浴しますが、42℃で10分入っていれば、深部体温は約1℃上昇します。温泉浴では、真湯《まゆ》浴（普通の水の入浴）に比べて、温泉水に溶けている物質が皮膚の表面を膜のように覆い、発汗が抑えられ、熱が身体から放散されにくくなり、身体がよく温まります。また、温泉浴では、皮膚を覆っている温

泉の成分が熱伝導を防げるので、より高温の入浴が可能です。
②炭酸泉、重曹泉、硫黄泉など、温泉には化学物質がイオンの形で溶け込んでおり、入浴の際、皮膚を通して徐々に吸収され、血管が拡張します。その結果、血液の循環が良くなり、血圧も低下します。温泉によっては、皮膚の殺菌作用があったり、美肌効果（すべての温泉が美人の湯ではないので……）もあります。
③温泉に行くと精神的にリラックスできます。これは転地による気候医学的な効果もあります。

温泉に入るときの注意

①高温浴（42℃以上）は、血液の凝固性を高め、心筋梗塞や脳卒中を起こす危険があります。肩まで浴水に浸すと心臓に負担がかかったり、血圧が急に上昇します。胸までの水位で入浴しましょう。入浴は発汗を起こさせたり、利尿作用があります。入浴前後には水分補給を行います。
②更衣室が寒いと血圧が上がります。更衣室も少し温かくしてください。

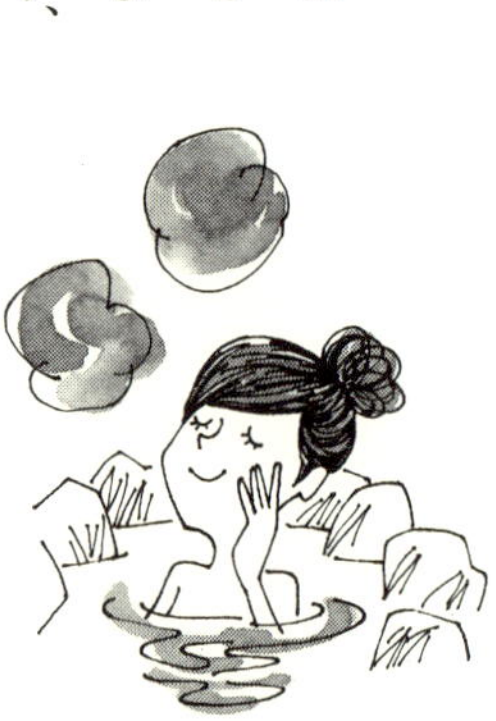

日常生活と健康

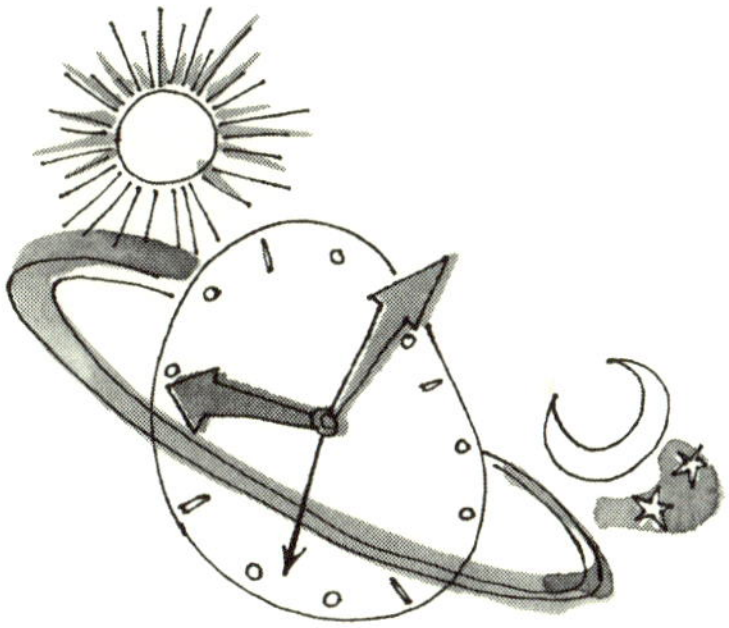

朝食の意義

寒くなると朝早く起きることができず、朝食抜きで出勤する人が増えます。

朝食はなぜ必要か

①大脳をはじめ中枢神経系のエネルギー源は糖質です。糖質を主体とした朝食は血糖値を上昇させ、中枢神経系をはじめ全身の組織、臓器にエネルギーを供給します。

②「時間栄養学」の立場から、肝臓や心臓には時計遺伝子があり、朝食をとることによってこの時計遺伝子がリセットされ、代謝が促進され、太りにくい体になると言われています。したがって、朝食を食べないと時計遺伝子がリセットされず、太りやすい体になってしまいます。

③食事を摂取すれば、消化、吸収の際に熱が発生し（食事誘発性熱産生といいます）、体が自然に温まります。
④時計遺伝子にはいくつかありますが、ビーマル1という遺伝子があり、体脂肪合成を促す働きがあります。この遺伝子は午後10時から深夜に活動がピークに達します。したがって、朝食抜きで、昼も軽くすませ、夜大食をし、そのまま寝れば、筋肉でエネルギーは利用されず、肥満しやすくなります。
⑤朝食を摂取すれば、通常反応性に排便も伴い、規則正しい生活リズムとなります。

望ましい朝食

①量：食事は一度にたくさん食べず、3食に分けて食べるのが消化、吸収の面からも望ましいのです。朝食、昼食、夕食の熱量比は、25：40：35が理想的とされています。起きてすぐには、食欲がないという方も少しは食べましょう。

食事の量（カロリー）が多ければ肥満になります。適正なカロリーを守ります。工場労働者、農業など重労働の場合には、運動量に応じてカロリーを増加させます。

②質：糖質、たんぱく質、脂質をバランスよく食べましょう。野菜（食物繊維）も忘れずに食べましょう。
③食行動：肥満者では、早食い、孤食、ながら食いが多いとされています。可能な範囲、家族と共にゆっくりと、リラックスした状態で食事をしましょう。

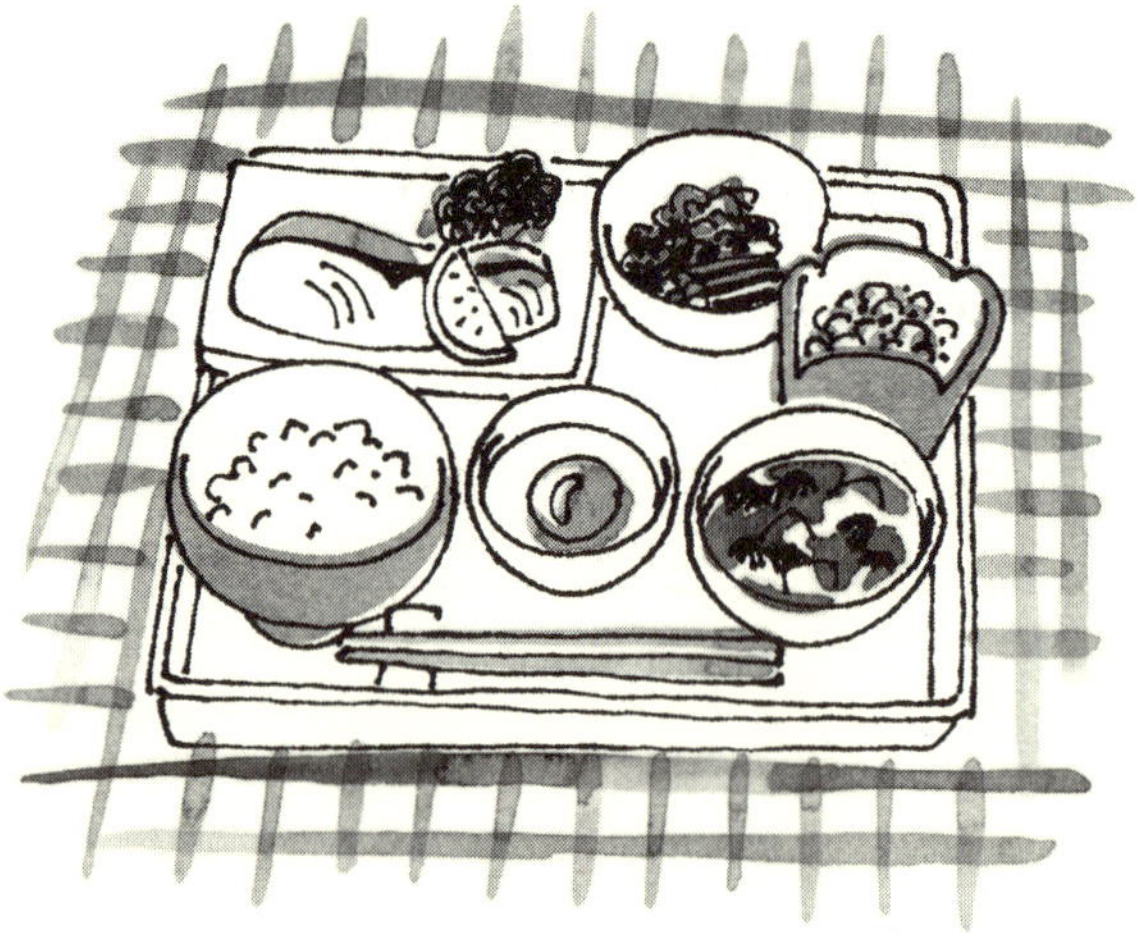

ファストフードとスローフード

時間がないからとファストフードに頼っていませんか。

ファストフード

ファストフードとは、英語のfast foodsです。Fastとは速いという意味であり、何とかチキン、何とかバーガー、牛丼など待たずに食べられる食べ物です。ファストフード店に行けば、朝食の時間がなくても、また、昼休みでも「fast」に比較的安くて高エネルギーな食べ物をお腹に詰め込むことができます。

外食産業では、動物性高脂肪・高たんぱくで低繊維の食品を炒めたり、揚げたりしています。また、子供の好みにも合うように、塩分や甘みをきかせた濃厚な味となっています。

スローフード

スローフードとは、ファストフードに対抗して、二十数年前にイタリアで始まった運動です。化学肥料や農薬を使わない有機農業などで作られる伝統食や地場の作物を重要視し、それを生産するシステムも大切にしよう、子供にもそういう食文化を伝えようとする考え方です。

21世紀の現在、職場、家庭におけるオートメ化、コンピュータ化など〝文明化〟された日常生活では身体活動が減少しています。また、グルメ志向からの欧風化や、ファストフードの普及による動物性高脂肪・高たんぱく食の食習慣は、糖尿病、肥満、高血圧など〝生活習慣病〟を増加させています。

低脂肪、高繊維食という日本の伝統食の良さを再確認し、ゆっくり食事をするという「スローライフ」を楽しみたいものです。

大豆は健康食品

食べすぎは肥満／メタボリック症候群を招きます。大豆は優れた健康食品で、ダイエット（減量）効果もあります。

大豆の食品科学

大豆は体に必要な良質のたんぱく質、脂質、糖質の三大栄養素だけでなく、鉄分、ビタミン、ミネラル、食物繊維やイソフラボンを含んでいます。

大豆たんぱく質には、体脂肪、ことに内臓脂肪を減らしたり、内臓脂肪から分泌される善玉サイトカイン（脂肪細胞などから分泌されるたんぱく質で、他の細胞の機能を活性化させたりする情報伝達物質）である「アディポネクチン」の血中濃度を増加させる作用があります。「アディポネクチン」には、血糖値を下げるインスリンのような作用があり、糖尿病や動脈硬化の予防ができる可能性があるという動物実験成績があります。ヒトでも、肥満女性、閉経後の女性では、大豆製品の糖尿病発症予防効果を示唆する結果が報告されています。肥満女子学生では、大豆たんぱく質がカゼイン（牛乳たんぱく質）より減量効果が大きいという成績もあります。

大豆イソフラボンは、女性ホルモン的な作用も持ち、中年女性の更年期障害を防止し、乳がんの発症を低下させると言われています。男性でも、前立腺がん予防作用があります。

大豆を食べる工夫

厚生労働省の「健康日本21」では、豆類を1日100g食べることとなっています。納豆では4パックの分量です。毎朝納豆を食べ、豆腐、油揚げ、枝豆、おから、味噌汁など大豆食品を1日2品目は食べる工夫をすれば比較的容易に摂取できます。間食に、きな粉の和菓子、豆乳はいかがですか。

米粒状加工食品（マンナンヒカリ）の効用

2型糖尿病では食事療法と運動療法が基本治療となっています。しかし、食事制限という生活習慣の改善は必ずしも容易ではありません。私共は最近米飯にこんにゃく精粉等を原料にした米粒状の加工食品マンナンヒカリ（大塚食品製）を加えることにより、糖尿病患者の血糖コントロールが良好になる事実を明らかにしましたので紹介します。

米粒状加工食品（マンナンヒカリ）とは

マンナンヒカリとはこんにゃく精粉等を主体にした米粒状食品であり、食物繊維が白米の10倍量含まれています。洗った精白米1合（150g）にマンナンヒカリ1本

（75g）を加え、2合の線に水を合わせて（基準加水量480g）通常通り炊飯すれば、33％エネルギーカットのマンナンごはん（3合炊き）ができます。

マンナンごはんと血糖コントロール

2型糖尿病患者にマンナンごはんを1日2食（150g×2）、12週間食べていただきました。

マンナンごはんを12週間摂取しても、空腹時血糖は128mg／dlと変化しませんでした。しかし、HbA1c（NGSP：血糖の1～2カ月の平均値）は7・4％から6・8％へと有意に低下し（左図）、糖尿病患者の血糖コントロールが良好になったことが明らかとなりました。体重、肥満度（BMI）もやや改善傾向を示しました。

マンナンヒカリには、100g中27・5gと食物繊維が相当多く含まれています。その主な成分は、水溶性食物繊維ポリデキストロースと不溶性のセルロースです。前者の水溶性食物繊維が炭水化物（糖質）の吸収を遅らせ、食後の血糖上昇を遅くした可能性があります。その結果、空腹時の血糖値には変化がなかったにも関わらず、食

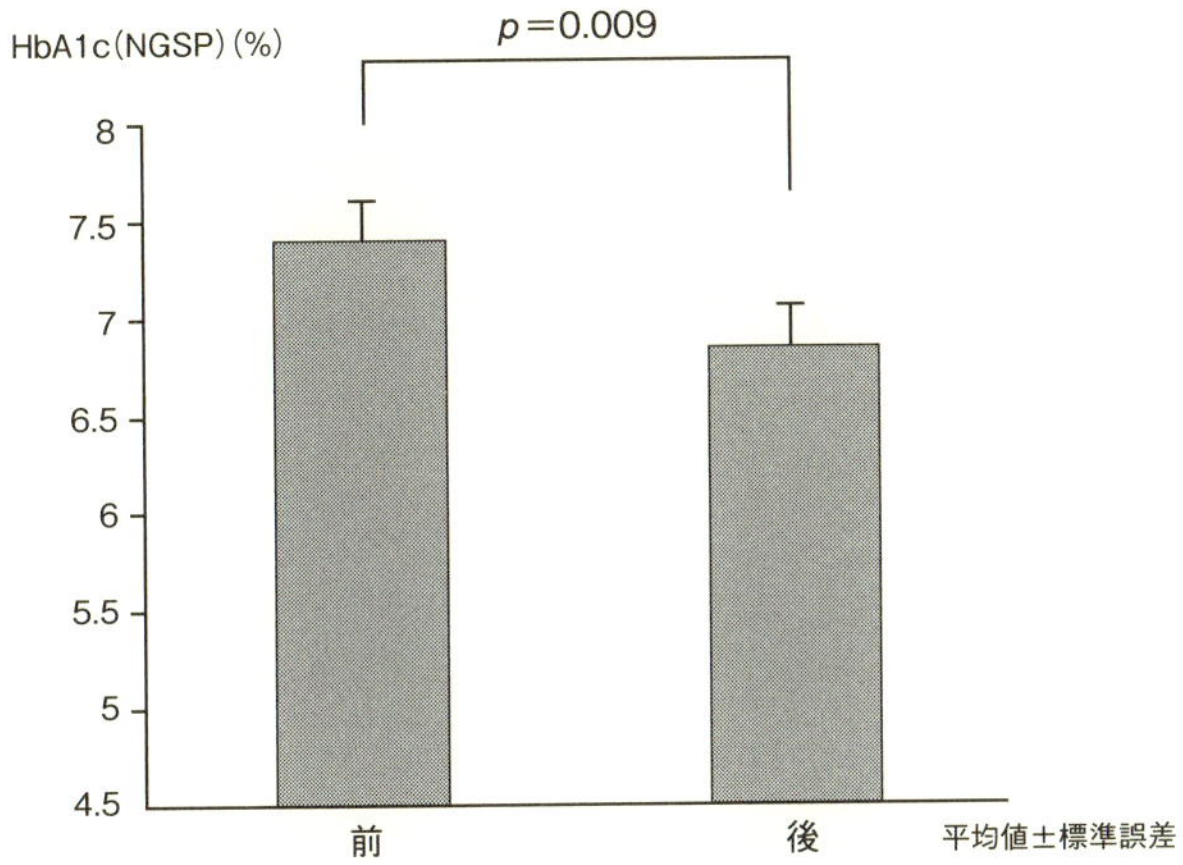

マンナンごはん摂取前後のHbA1cの変動

マンナンヒカリごはん摂取（12週）

（宇野智子、佐藤祐造：日本体質医学会雑誌　75(1):42-5, 2013）

糖尿病患者がマンナンごはんを12週間摂取したところ、HbA1c（血糖の1～2カ月の平均値）が、有意に（p<0.001）低下し、糖尿病が改善した。

後の血糖上昇が緩やかとなり、HbA1cが低下したと思われます。食物繊維には、満腹感を得る効果もあり、食事摂取量も減少した可能性があります。

肥満した糖尿病患者さんでは、マンナンごはんを試したらいかがでしょうか。

糖尿病患者だけでなく、健康な人でもマンナンごはんを食べれば、ダイエット（減量）効果があります。便秘も治ります。

野菜にはがん予防の効果がある

野菜にがん予防の効果があると言われています。

国民の死因とがん

わが国の死因の第1位はがん（悪性新生物）であり、全体の28・8％（2012年）です。約3人に1人はがんで亡くなっています。男性では、肺がんが最も多く、胃がん、大腸がん、肝臓がんの順となっています。一方、女性では、大腸がんが第1位で、肺がん、胃がん、乳がんと続いています（2011年）。

野菜に含まれるがんを予防する成分

アメリカ国立がん研究所は「デザイナーズフーズ」（がん予防に有効とされる植物成分を基礎的に含む食品）という考え方を提唱し、「がん予防効果が期待される食品ピラミッド」を発表しました。

ピラミッドの上部に位置する食品ほど、がん予防効果が高いとされています。その食品を紹介しましょう。

①ニンニク、玉ネギ、ニラなどユリ科の植物には、においの素（アリルイオン化合物）が含まれており、発がん予防効果に加え、抗菌作用や解毒作用もあります。

②キャベツ、ブロッコリー、ダイコンなどアブラナ科の野菜に含まれているイソシアナートは食道・大腸・肺がんの予防効果があります。

③この他、ニンジン、セロリ、大豆、生姜、ナス、ピーマン、お茶（カテキン）、シイタケ（βグルカン）にもがん予防効果があります。

野菜類には、がん予防の他に糖尿病、高血圧など生活習慣病の予防、治療に役立つなど、多くの予防効果のある成分が含まれています。特定のものに偏らずバランス良く食べたいものです。

サプリメント

仕事が忙しくて貯まった疲れの回復とか、スポーツの疲労回復の目的でサプリメントを利用される方も少なくないと思います。

サプリメントとは

日常生活だけでは十分に摂取することができない栄養素を摂取するために、補助的に摂ることを目的として作られた栄養補助食品をサプリメント（サプリメント・フーズ）といいます。厚生労働省は２００１年４月から新しい制度をスタートさせ、従来、栄養補助食品と呼ばれていた食品群を「保健機能食品」（なかでもお腹の調子を整えるなどの効果が期待できる食品を「特定保健用食品」）という名称で呼ぶこととし、医薬品と一般食品との中間に位置づけました。

ブドウ糖、果糖、たんぱく質、アミノ酸、ビタミン（B_1、B_2、C、E、ナイアシン、β－カロチン）、鉄、カルシウムなど、いろいろな成分を含むものが発売されています。

血糖値が高めの方（豆豉）や、血圧が高めの方（ペプチドエース）に適した食品（サプリメント）も発売されています。

サプリメントの用い方

過度の肉体の疲労、目の使い過ぎ、軽い高血圧、糖尿病などの場合に、目的に合った特定保健用食品を摂取すれば、疲れがとれたり、病気が改善する可能性があります。しかし、ビタミンなど成分によっては、摂り過ぎによって弊害が起きることがあります。また、サプリメントを多量に摂取しても、健康がより増進されることはありません。

心身の疲労の回復には、適度な食事と休養（睡眠）が基本であることは改めて述べるまでもありません。

アルコールとの上手なつきあい方

アルコールの上手な飲み方をまとめてみます。

食品としてのアルコールの特長

アルコール（エタノール）は、肝臓で代謝され1gで7kcalの熱量があります（ビール1本〔中瓶、500mℓ〕で200kcal、お酒1合で160kcal程度）。しかし、お米のように、たんぱく質や食物繊維、ビタミンは含まれていません。したがって、お酒を飲んだ熱量だけ御飯を減らしたりすれば、たんぱく質やビタミンなど大切な栄養素の欠乏を招くことになります。適量のアルコールは心筋梗塞のような心臓病を予防する効果があります。しかし、飲みすぎは、短期的には急性アルコール中毒、長期的には肝臓を悪くしたり、痛風（高尿酸血症）や膵炎を起こします。また、アルコール性心筋症、心房細動などの不整脈の原因になります。さらに、少量の飲酒は、脳梗塞の発症率を低下させますが、大量の飲酒は出血性脳卒中（くも膜下出血と脳出血）のリスクを高めます。がんとの関連では、ノドや食道のがん、肝臓がん、大腸がん、女性では乳がんが飲酒者に多いとされています。アルコール依存症（日本で約4万人）になることもあります。

アルコールの飲み方

①ウイスキーなど濃度の高いアルコールの「一気飲み」をしてはいけません。胃の粘膜をいためます。水割りなどのように薄めて飲みます。

②厚生労働省の「健康日本21」では

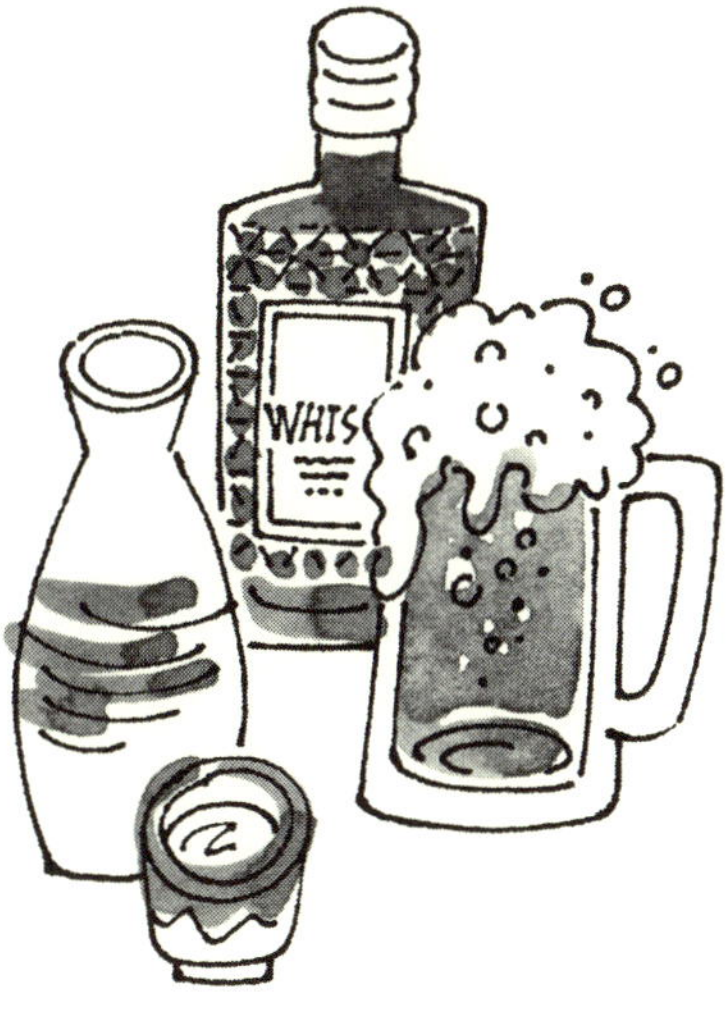

「節度ある適度な飲酒」量を、1日平均アルコールで約20g（女性では約10g）としています。これはビール500㎖、日本酒180㎖（1合）、缶酎ハイ350㎖、ワイン200㎖（中瓶1本）、ウイスキー（ダブル1杯）に相当します。
③お酒のつまみは、たんぱく質、ビタミンを豊富に含む食物とし、空き腹で大量に飲んではいけません。休肝日を作ることはお酒の危険性を減らします。
お酒は「百薬の長」にもなりますが、「気違い水」となることもあります。ほどほどに。

「食育」を考える

2006年3月に「食育推進基本計画」がまとめられました。食育について考えてみましょう。

食育とは

食育とは、明治時代以来の考え方です。知育、徳育および体育の基礎として位置づけられ、様々な経験を通じて「食」に関する知識と「食」を選択する能力を学び、自分で健全な食生活を実践することができる人間を育てることが目的です。

2005年7月には、「食育基本法」が施行されています。国民一人一人が「食」に関する適切な判断力を身につけ、生活習慣の改善につなげることを目指しています。

今後の食育・食生活のあり方

①朝食の欠食率が２０１１年には、20歳代男性で34・1％、30歳代31・5％、女性ではそれぞれ28・8％、18・1％となっています。朝食は必ず食べましょう。

②日本の気候風土に適した米を中心に、農産物、畜産物、水産物など多くの種類の副食から構成され、栄養バランスが優れた「日本型食生活」を実践します。和食は「無形文化遺産」に登録されました。

③学校給食に地場産物をできるだけ利用し、食に関する指導の「生きた教科」として活用します。そうすることにより、子どもが食材を通じて地域の自然や文化、産業に関する理解を深めるとともに、それらの生産に従事する人々の努力や食への感謝を育みます。

近年の不適切な食生活（動物性高脂肪・高たんぱく食）と運動不足は、メタボリック症候群（内臓脂肪型肥満に軽い高血圧、脂質異常症、糖尿病のうち2項目以上が合併。心臓病になりやすい）を増加させています。人間ドックなどを受けてみましょう。

身体活動・運動のすすめ（1）運動の効果

運動の急性効果（すぐに現れる効果）

運動している筋肉でブドウ糖、脂肪酸の利用が促進され、食後に運動を行えば、食事による急激な血糖上昇が抑制されます。したがって、糖尿病患者では、血糖のコントロール状態の改善が期待できます。また、最近の研究では、糖尿病にならない程度の軽い血糖上昇でも動脈硬化症を進展させ、心筋梗塞などを起こす危険性が報告されています。糖尿病でない方でも食後の運動は重要です。軽い運動が効果的で、強すぎる運動は血糖を上昇させたり、運動をしても脂肪が利用されません。

トレーニング効果（運動を続けることにより期待できる効果）

①インスリン（血糖値を低下させるホルモン）の作用を強めます。食事制限と身体運動の継続は、筋肉のトレーニングになるとともに、内臓脂肪や「第三の脂肪」である筋肉内や肝臓内の脂肪を効率的に減少させ、肥満を解消させます。インスリン作用の改善は、メタボリック症候群、糖尿病（2型）などの予防、治療に役立ちます。ただし、運動による消費カロリーは、それほど多くないので、減量目的の場合には食事制限が必要です。一方、運動を行わず、食事制限だけで減量しても、インスリンの作用は回復しません（左図）。

インスリン作用の改善で代表されるトレーニング効果は3日で低下、1週間で消失します。

②高血圧や脂質異常症（高脂血症）を改善させ、心筋梗塞など動脈硬化の予防に役立ちます。

③筋力アップや筋肉量を増加させ、太りにくい体質となります。また、高齢者の筋力、

食事群と食事・運動群のグルコース注入率（インスリン感受性）の比較

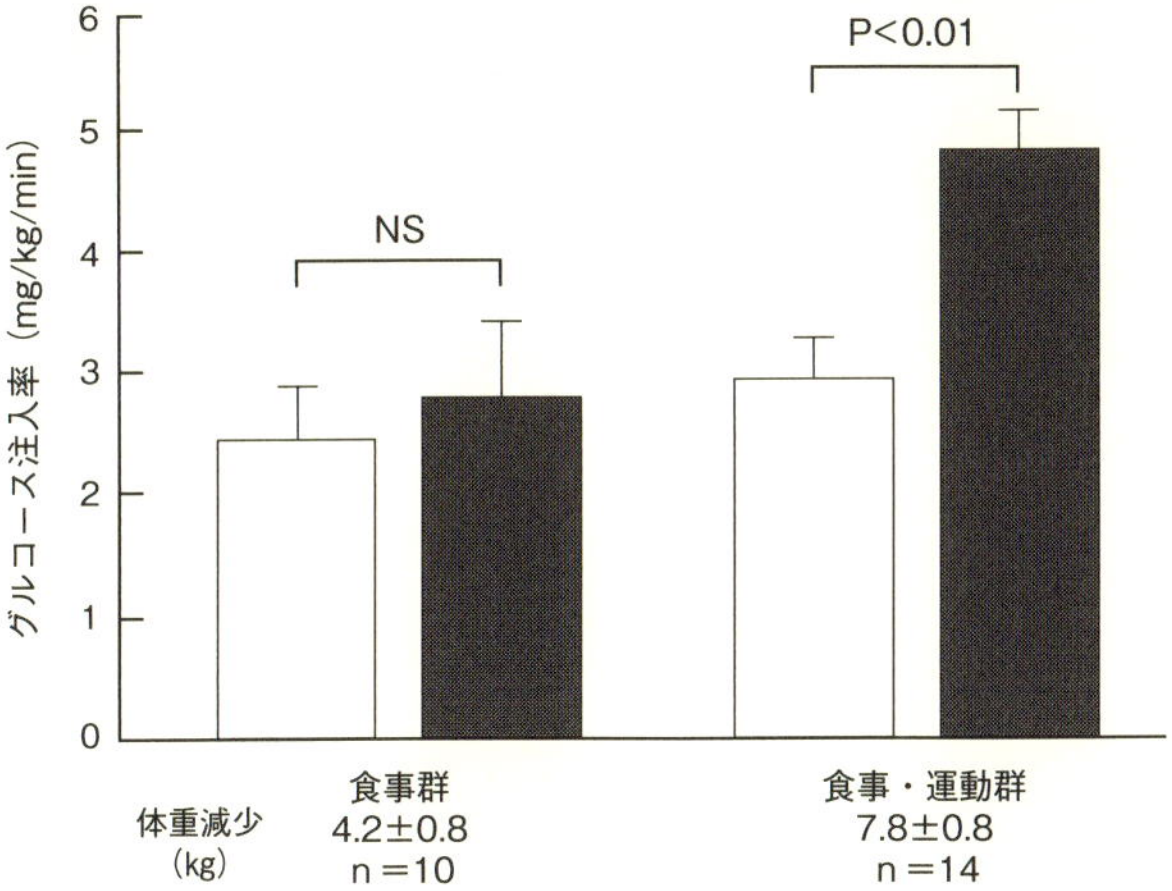

運動療法を実施しなければ、体重が減少しても、肥満2型糖尿病で低下しているインスリン感受性（インスリン抵抗性）は改善しない。

（Ymamanouchi K et al: Diabetes Care 18(6):775-778,1995）

筋肉量低下（サルコペニア）を予防、改善します。高齢者の骨粗鬆症の予防にも有効です。

④心肺機能が改善し、運動能力が向上します。自覚的には、ウォーキングのスピードが速くなり、階段の上り、下りも楽にできるようになるなど生活の質（QOL）が向上します。

⑤爽快感、活動気分など日常生活のストレスを解消させます。

身体活動・運動のすすめ（2）運動習慣と生活習慣病

運動不足と栄養過剰のもたらすもの

ライフスタイルの変化による生活の身体運動量の減少と欧風化された食事（動物性高たんぱく・高脂肪食）、そして、超高齢社会の到来もあって、2型糖尿病、肥満症（メタボリック症候群）、高血圧、脂質異常症など「生活習慣病」が増加しています。

運動習慣と生活習慣病予防

食事の適正化と身体トレーニングの継続という生活習慣の是正、改善の継続は、筋肉のトレーニングになるとともに、内臓脂肪を効率的に減少させ、インスリン作用を強め（インスリン抵抗性の改善）、２型糖尿病の予防や病態改善に役立つだけでなく、高血圧、脂質異常症など関連するすべての生活習慣病の予防、治療に有用であり、費用対効果も優れています。いくつかの事例を紹介します。

①余暇時間における消費エネルギー（男性）が１週間で５００kcal増加するごとに６％糖尿病の発症率が低下しました。

②肥満糖尿病予備群を生活習慣介入群（食事制限と毎週速歩１５０分、体重７％減少）、薬物療法群、対照群に分けて経過観察を行ったところ、対照群に比べて、薬物療法群では31％、生活習慣改善群では58％、糖尿病発症率が低下しました。

③テレビの視聴など安静時間の増加は、糖代謝、脂質代謝を悪化させました（次ページ図1）。軽い強度の運動でも良いですから、「ブレーク（中断）」を入れましょう。

④会社の定期健康診断で、体力（有酸素運動能）低下例では糖尿病発症率が増加しました。

⑤通勤時の片道歩行時間が長い群では、短い群より糖尿病発症率が低下しました。

⑥食事制限と運動の指導を強化し、２kg体重が減少すれば、糖尿病発症率が低下しました。

図1　安静時間の3分割と糖・脂質代謝

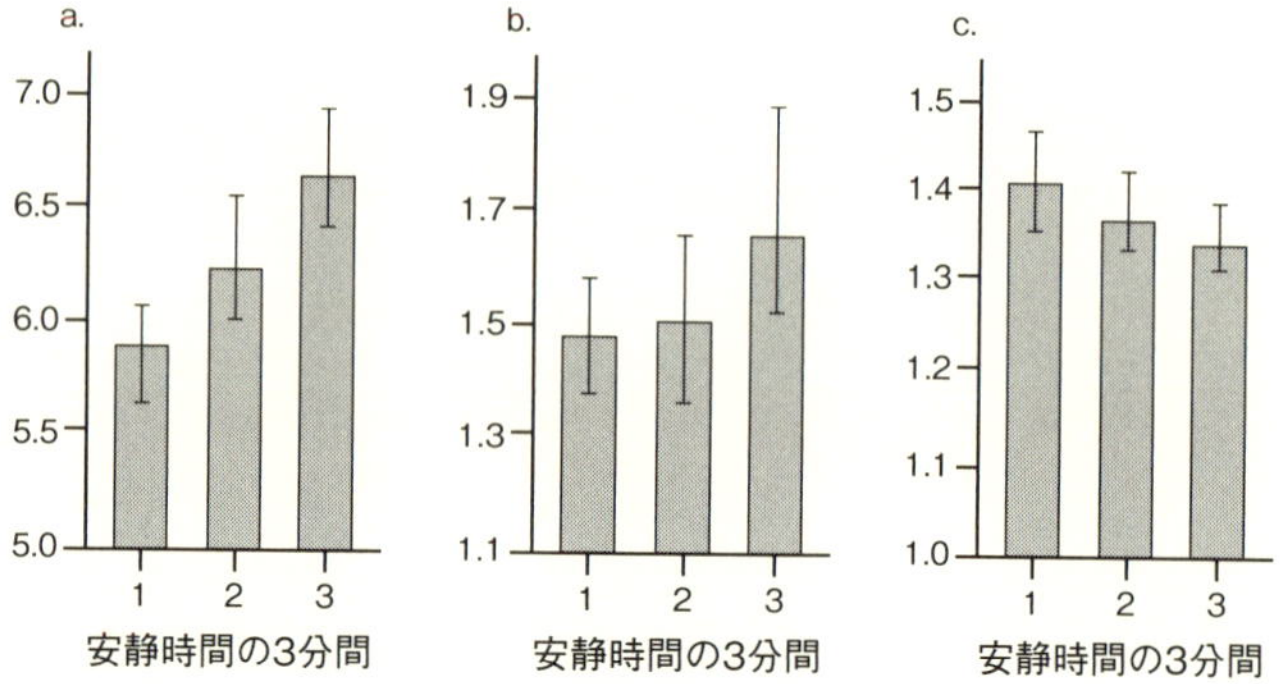

安静時間の増加は糖代謝（糖負荷2時間後血糖値上昇）や脂質代謝（中性脂肪〔TG〕の上昇、HDL〔善玉〕コレステロールの低下）を増悪させる。
年齢、性別、人種差、地域差、喫煙歴、2型糖尿病家族歴、抗脂血薬、β遮断剤、歩数計装着時間、身体活動時間、BMI　補正後．安静時間（中央値、範囲）1:8.7時間（2.9-9.5）、2:10.3時間（9.6-10.9）、3:11.7時間（11.0-15.8）

（Henson J et al. Diabetologia 56:1012-1020, 2013）

図2　運動量(a)、運動強度(b)とHbA1cの相関

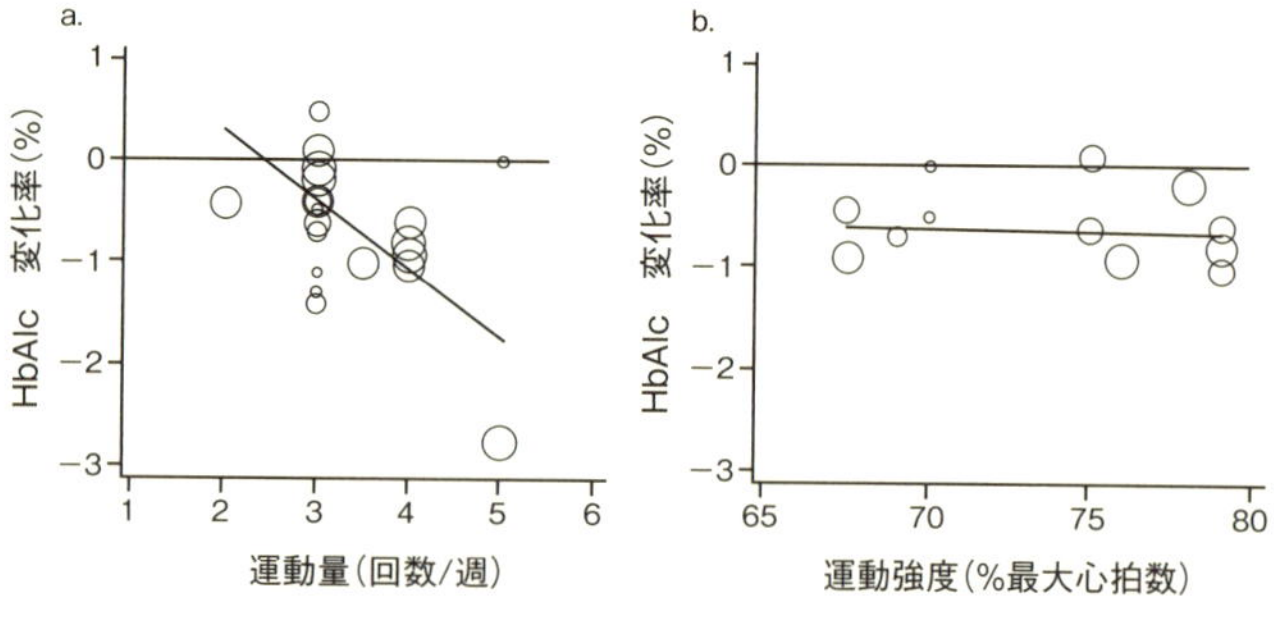

HbA1cレベル（血糖のコントロール状態）の低下は、運動量（頻度）と相関があり、運動強度とは相関がなかった。

（Umpierre D et al. Diabetologia 56:242-251, 2013）

⑦余暇時間が多い群では、少ない群に比べて、脳卒中発症頻度が低下し、全原因死亡も低下しました。運動量が多い群では、心臓血管死が少なく、全ての原因の死亡率も低下することも明らかとなっています。

運動療法実施の際の運動強度と運動量に関して、運動量が多いと糖尿病患者の血糖値が改善しますが、運動強度と血糖のコントロール状態とは関連がなく、強い運動を行っても血糖のコントロール状態は改善しないことが判明しています。

軽い運動をやや長く（細切れでも可）、週に3日以上（3日以上間隔をあけず）行いましょう（図2）。

身体活動・運動のすすめ（3）

運動の行い方

運動は大きく分けると、①有酸素運動と②レジスタンス運動（筋力トレーニング）に分類されます。

どんな運動を、何時、どれくらい行うと良いかを説明します。

運動の種類

①有酸素運動：散歩、ジョギング、ラジオ体操など息を吸ったり、吐いたりして行う運動です。一方、重量挙げ、短距離走など息を止めて行う強度の強い運動を無酸素運動といいます。後者では、脂肪が利用されず、血圧も上昇します。

生活習慣病の予防、治療には、手軽に、何時でも、どこでも、一人でもできる前者の有酸素運動がお勧めです。

②**レジスタンス運動**（筋力トレーニング）：軽いダンベルなどを持って行う運動、椅子から立ち上り、座るの繰り返し（ハーフスクワット）、チューブ運動などがあります。

筋力を鍛え、筋肉量を増加させます。軽い強度で息を止めずに行うことが大切です。

運動の行い方と運動強度、頻度

散歩、ジョギング、ラジオ体操、水泳など全身の筋肉を用いる有酸素運動を軽・中等強度（一般に脈拍毎分120拍、60〜70歳代100拍）で、1回10〜30分、週3〜5日以上実施します。脈拍は10秒間で何拍かを手で測り、6倍しても結構です。また、運動の強さは「さっさと歩いて、他人とお話ができる」程度です（次ページの図）。

食後の運動が望ましいのですが、糖尿病患者で、インスリンなど血糖降下作用のある薬物を使用している方以外なら食前でも構いません。

ウオーキングの姿勢

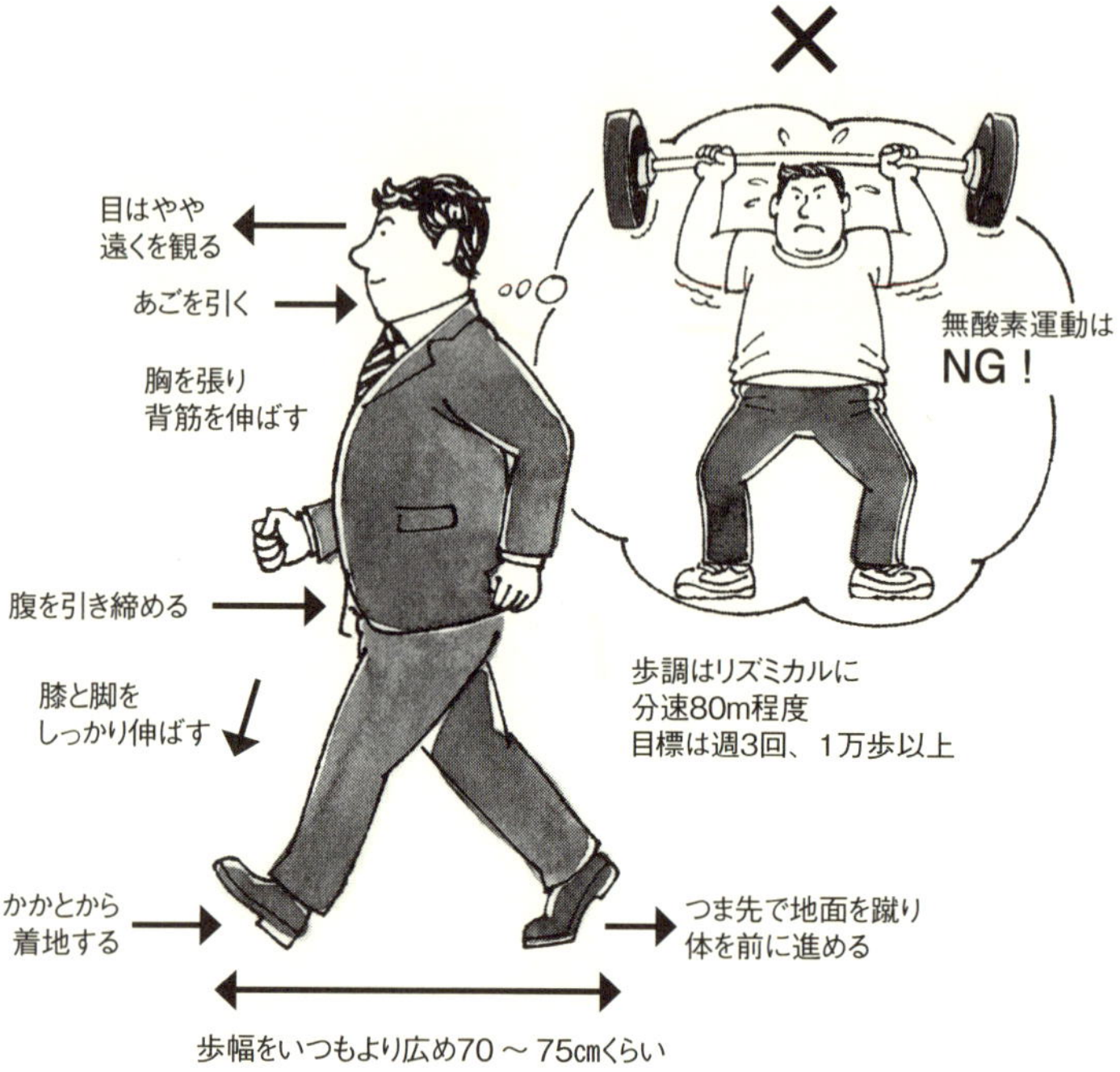
×
無酸素運動は
NG！
目はやや
遠くを観る
あごを引く
胸を張り
背筋を伸ばす
腹を引き締める
膝と脚を
しっかり伸ばす
歩調はリズミカルに
分速80m程度
目標は週3回、1万歩以上
かかとから
着地する
つま先で地面を蹴り
体を前に進める
歩幅をいつもより広め70～75㎝くらい

運動量

1日の運動量としては30〜60分、こま切れでも構いません。歩数計を購入し、1日1万歩を目指します。生活習慣病予防のためには、通勤、買い物、エレベーターの代わりに階段を使うなど、日常生活の中に運動を取り入れます。テレビを視たり、長時間安静にしていると糖尿病になったり、心筋梗塞を起こしやすいことが報告されています。NEAT（ニート：立ったり、座ったりなど運動ではない日常生活での消費エネルギー）も生活習慣病予防に役立ちます。

日本糖尿病学会の運動療法に関する調査研究委員会（委員長：佐藤祐造）の調査成績でも、糖尿病患者で運動療法を行わない理由の第一位は、「時間がない」でした。通勤時にエレベーターの代わりに階段を使うなど、日常生活の中に運動を取り入れましょう。

身体活動・運動のすすめ（4）筋力トレーニングの効用

２００５年10月に介護保険法が改訂され、筋力トレーニングの実施が勧められています。筋力トレーニングについてまとめてみます。

筋力トレーニングの効果

高齢者では、筋力が低下したり、筋肉の量の低下や萎縮（サルコペニア）がみられます。筋力（レジスタンス）トレーニングを実施することにより筋力の維持、向上を図ることができます。

その結果、歩く、座る、階段歩行など日常の生活行動や動作が容易となり、生活の質（ＱＯＬ）が向上します。また、転倒、骨折、寝たきり、認知症という老化に伴う

「悪循環」を防止することができます。

筋力トレーニングの実施方法

①ダンベルやゴムチューブ、トレーニングマシンなどをできるだけ軽い強度で行います。

②特別な道具を用いない、腰掛けていての膝伸ばし、ハーフスクワット（腰掛けからの立ち上がり、座るの繰り返し）、片足立ち（30秒）、もも上げ、腹筋運動、腕立て伏せなども効果があります（次ページの図）。それぞれの運動を10回ずつ繰り返し、合計15〜30分行いましょう。

③私どもの研究成績では、運動の効果は3日休むと低下し、1週間で消失します。1日の運動量はそれほど多くなくても結構ですが（膝や足を傷めない範囲で多い方が良い）、週3日以上実施します。

会社や自宅でできる筋力トレーニング

会社で…

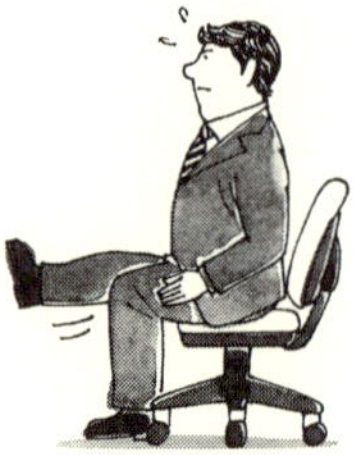

1. ひざ伸ばし

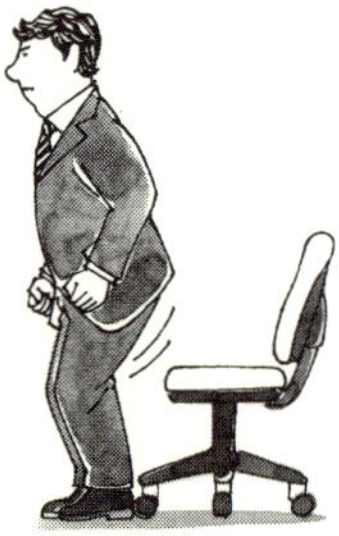

2. ハーフスクワット

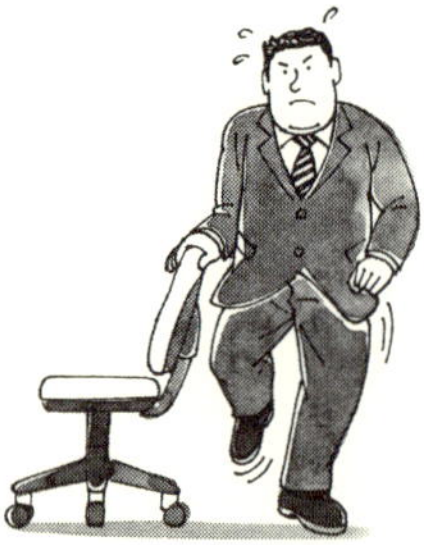

3. 片足立ち30秒

自宅で…

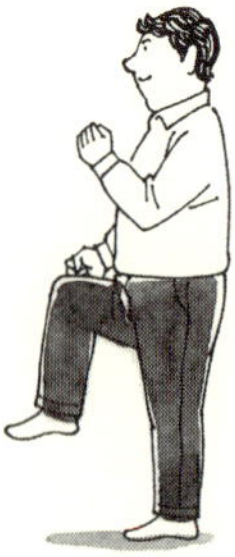

4. もも上げ

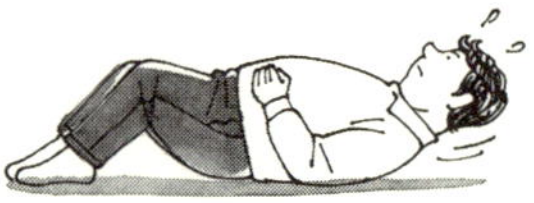

5. 腹筋

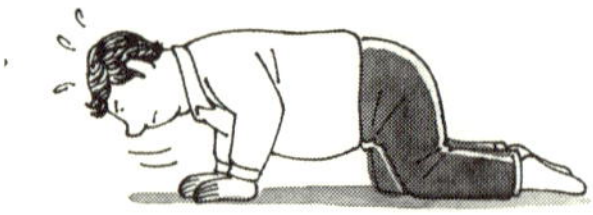

6. 腕立て伏せ

筋力トレーニング実施上の注意点

①ベンチプレスなど息をこらえて行う運動は血圧が上がり危険です。軽い強度で、息を吸ったり、吐いたりしながら実施します。

②軽い強度、短時間から次第に強くし、時間も延長します。散歩などの有酸素運動も同時に実施すれば、糖尿病、高血圧症などの予防、治療にも役立ちます。

③運動の実施前後には、ストレッチングなど準備・整理運動（ウォーミングアップ・クールダウン）を行います。

身体活動・運動のすすめ（5）

運動を行う時の注意点

一般的な注意点

①中高年の場合、本人が気づいていなくても病気を持っている場合があります。また、糖尿病や高血圧で治療中の患者では、運動療法を開始する前には、医師を受診し、血圧、心電図、血液検査（血糖値、貧血、血中脂質など）をはじめとするメディカルチェックを受けましょう。

②運動療法は勝ち負けを争う競技スポーツとは異なります。ウオーキングやジョギングでも速い遅いにこだわらず、マイペースで周囲の景色を楽しみながら行いましょう。

③運動による消費カロリー（体重60kgの男性が散歩20分で60～80kcal：ご飯1／2杯）はそれ

ほど大きくありません。糖尿病患者、肥満者では食事制限も守りましょう。
④運動の前後には、準備・整理運動（ストレッチングなど）を行います。
⑤膝や足の障害予防のため、スポーツシューズを着用します（足の大きくなる夕方購入）。
⑥汗をかいたら水分補給を行います。

季節ごとの注意点

1．冬の運動

①暖かい室内から寒い室外へ出れば血圧が上がり、脳卒中や心筋梗塞が起きる危険性があります。できるだけ温かい服装で行います。厚手の生地の服より、薄い生地の服を重ね着して、暖かくなれば、一枚ずつ脱ぎます。つまり、ウオーキングなどで温かくなれば、まずマフラーを外し、手袋を取り、ポケットに入れることからはじめ、次第に身軽になります。
②寒い時には、手、足の筋肉も冷えています。手足のストレッチングを丁寧に行うなど、体や筋肉を温めてケガを防ぎます。

2. 夏の運動

①暑い日中は避けて、朝夕、ことに早朝の比較的涼しい時に実施します。
②水分補給を十分行います。暑い環境下で、強い運動を行えば、発汗も多く、電解質の入ったスポーツドリンクを飲みます。ただし、スポーツドリンクには糖質が含まれており、糖尿病患者や肥満者で減量目的の場合には、水かお茶とします。運動は朝夕の涼しい時に。
③日光を防いだり、熱中症対策のため、スポーツウエアを着用します。

スポーツウエアの役割は、(1)紫外線対策、(2)熱線（赤外線）対策、(3)汗対策です。すなわち、日焼け、しわ、シミ、皮膚がんの原因ともなる紫外線の遮断です。また、熱線（赤外線）の遮断率を上げて、衣服内の温度上昇を抑えます。紫外線対策と熱線対策を兼ねた「着る日傘」とも言われるサンスクリーン®という素材も開発されています。さらに、水分の蒸発による気化熱を利用し、体温上昇を防ぎます。肌側から表側に汗を移動させ、皮膚をさらさらに保つ素材や、速く乾く機能を備えたシャツや消臭加工の製品もあります。通気性のよい帽子やネッククーラーも用います。

身体活動・運動のすすめ（6）運動を開始し、続けるためのコツ

運動を開始し、続けることの難しさ

運動を行うことが健康増進に役立つことを理解していても、すぐに運動を開始できるわけではありません。また、いったん運動を開始しても「3日坊主」となる場合があります。これは、タバコの害を理解していても禁煙を始めるのが難しく、禁煙を続けることはより難しいことと似ています。生活習慣を変更し（行動変容）、続けることは決して容易ではありません。

運動を開始し、続けるための必要事項

あらゆる手段を用いてモチベーション（動機付け）の向上と維持に努めます。

①運動について正しい知識を勉強します。

運動の有効性と危険性を正しく理解する必要があります。運動の有効性や危険性を誤って理解すると正しい意志決定ができません。運動に消極的な人の場合、「運動に効果があると思えない」、「運動をする時間がない」、「自分にできるとは思えない」、「運動をして嫌な思いをした」など、運動に否定的な思い込みにとらわれていることが多く、このような誤った考え方を修正する必要があります。

②運動を行うとなぜ良いか（メリット）、良くないか（デメリット）を正しく見積もります。すなわち、メリットとしては、糖尿病、高血圧など生活習慣病の改善、また、老化、認知症の予防。さらに、身体の動きが良くなり、運動が上手になる。一方、デメリットとしては、時間が取られる、お金がかかる。苦痛である（運動が嫌い）、恥をかく（下手で人前で運動したくない）などがあげられます。

運動を行わない人は、運動のメリットを過小評価し、デメリットを過大に評価します。

運動について正しい知識を学習しましょう。

③運動する（続ける）上での問題点を取り除く。「忙しくて時間がない」ことが大きな要因です。JRや地下鉄の階段の上り下りも運動です。

④できたこと、できることに自信を持ちます。

1日でも1万歩歩行（8000歩でも可）など運動を行うことができたら、「よくやった」と自分を誉めます。そして、昨日もできたから今日もやろうと自信を持って続けましょう。

身体活動・運動のすすめ（7）

乗馬様他動的運動機器を用いた運動

身体運動が糖尿病を代表例とする生活習慣病の予防・治療に役立つことは、繰り返し述べてきました。しかし、運動療法は「3日坊主」になってしまうことも多いです。そこで、テレビや音楽を視聴しながら実施できる乗馬様他動的運動機器（ジョーバ®、パナソニック電工）の有用性について検証しました。

ジョーバ®運動と糖代謝

ジョーバ®は膝や足など下肢の関節にかかる体重負荷を軽減し、体幹部や下肢の身体運動を安全に行うことができる他動的運動機器です。鞍の動きを再現した運動になっています（図1）。

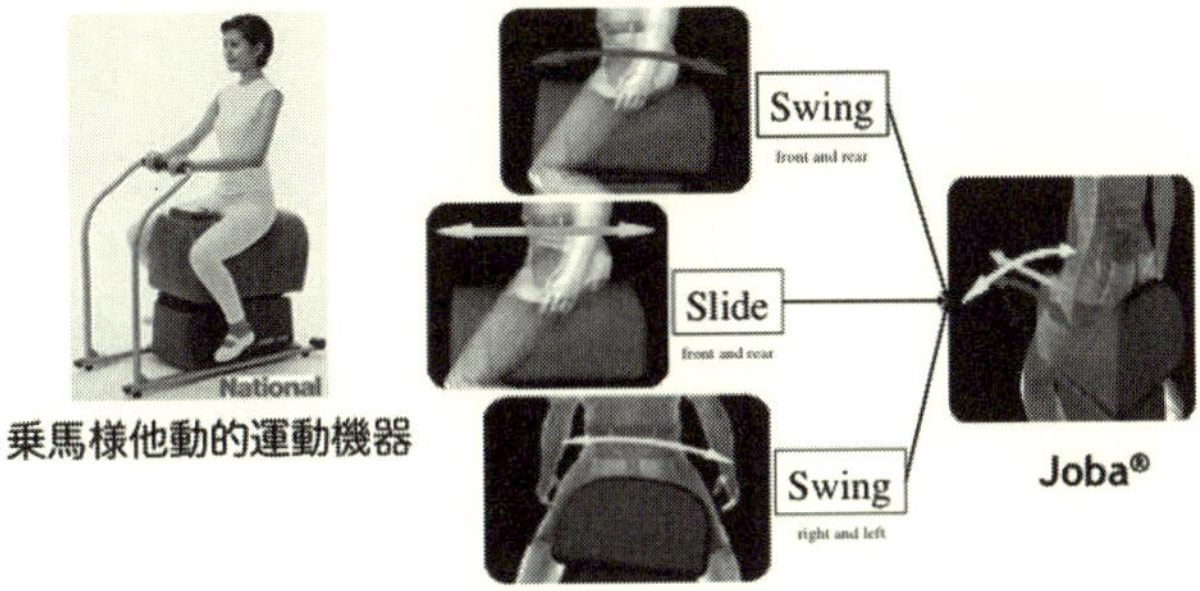

図1　他動的運動機器（ジョーバ®）を用いた運動

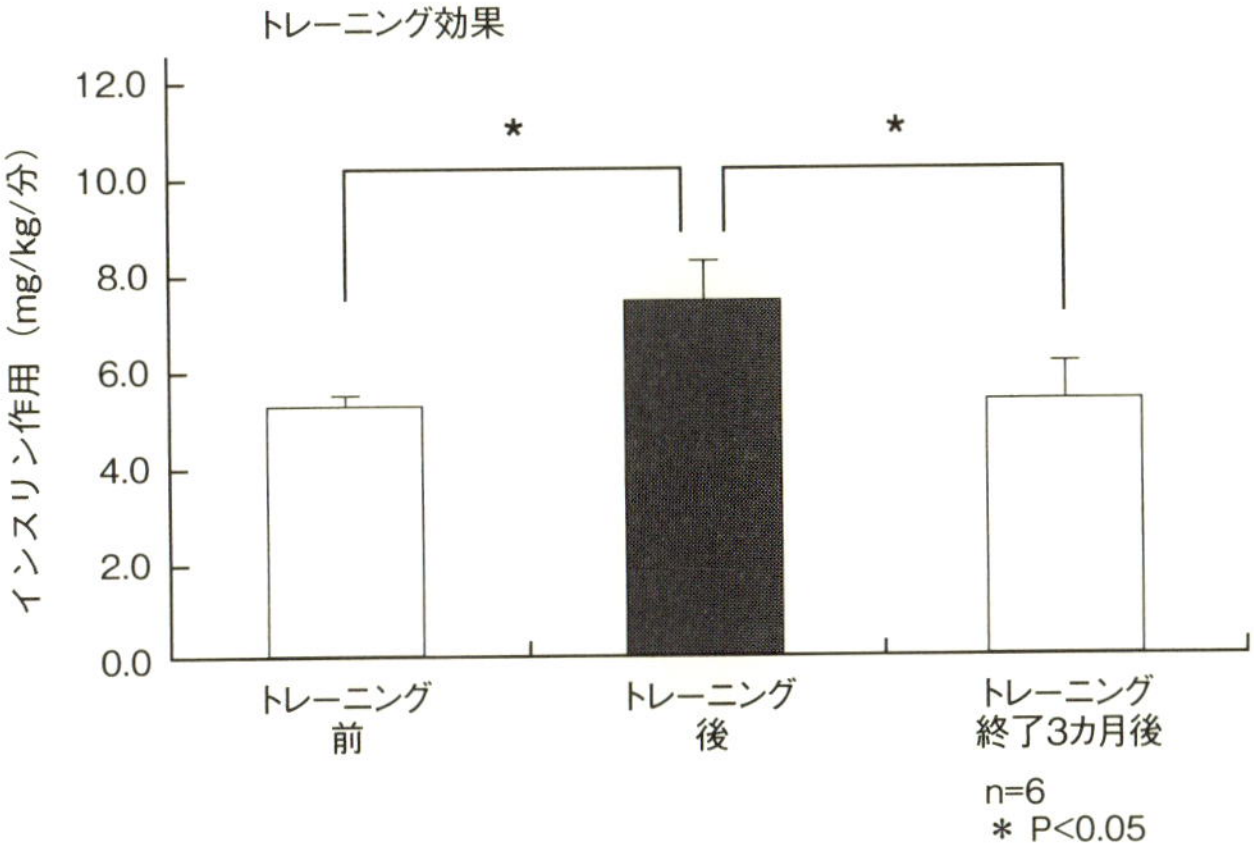

図2　ジョーバ®トレーニングとインスリン作用

ジョーバ®トレーニングは2型糖尿病で低下しているインスリン作用（インスリン抵抗性）を改善させる。（Kubota M et al : DRCP 71: 124-130, 2006）

健常男性が60分間この騎乗運動を行いましたところ、下肢や躯幹の大きい筋肉へのブドウ糖の取り込みが約60%増加しました。

また、2型糖尿病患者が本機器を用いたトレーニングを3カ月間続けることにより低下していたインスリン作用（インスリン抵抗性）が約40%改善しました（図2）。なかには、インスリン注射量が減少した方もおられました。さらに、本機器を用いた運動が、2型糖尿病患者の基礎代謝を上昇させ、太りにくい体となりました。

以上のことから、本機器を用いた運動が、短期的には筋へのエネルギー（糖、脂質）取り込み増加をもたらし、食後のジョーバ®運動の実施は糖尿病患者の血糖コントロールが期待できるだけでなく、メタボリック症候群／肥満者の減量に役立つことが明らかとなりました。また、2型糖尿病や老化に伴うインスリン抵抗性も改善させます。

ジョーバ®運動の行い方

ジョーバ®運動は、1日1回30分、1週間に3日以上（3日以上間隔をあけない）行います。可能なら、毎食後30分くらい経過してから1回15分、1日3回行うとより効果的です。

メタボリック症候群／肥満者や2型糖尿病患者で膝・足関節障害のある方に最も適しています。暑い（熱中症）、寒い（降雪での転倒）に関係なく行うことができ、健康維持にも役立ちます。

なお、私共はこのジョーバ運動が高齢者の認知症予防にも役立つことを明らかにしています。

糖尿病の運動療法

現在、〝文明化〟された日常生活での身体活動の減少は、近年の高脂肪食も相まって、糖尿病患者を増加させています。食事療法と運動療法が糖尿病の基本治療です。食事療法に関しては、日本糖尿病学会編集の『糖尿病食事療法のための食品交換表』が刊行されています。私たちは、『糖尿病運動療法指導マニュアル』（南江堂）というテキストを刊行していますので簡単に紹介します。

糖尿病は増加している

厚生労働省の調査成績によれば、２００７年糖尿病患者は８９０万人、予備軍を合計すれば２２１０万人と、10年間に前者が29％増、後者は61％増となっています

（2012年にはそれぞれ950万人〔38％増〕、2050万人〔50％増〕）。その大部分は、食事制限と身体運動の実施が、発症の予防と治療に役立つ2型糖尿病です（1型糖尿病はインスリン注射が毎日必要）。

糖尿病患者の増加に伴い、合併症の患者も増加しました。糖尿病腎症による透析導入も増え、年間1万6000人以上に達しています。人工透析は医療費が1人年間500万円もかかり、医療費増加の一因となっています。

糖尿病の運動療法の行い方

運動を行えば、筋肉への血糖の取り込みが増え、血糖値が低下します。また、運動を長期的に続ければ、糖尿病で低下しているインスリン（血糖値を低下させるホルモン）の作用を回復させるなど、糖尿病が改善します。

具体的には、散歩、ジョギング、ラジオ体操、水泳などの有酸素運動を軽・中等強度（脈拍1分間に120）で1回10～30分、週3～5日以上実施します。階段の昇降など日常生活の中でも運動ができます。

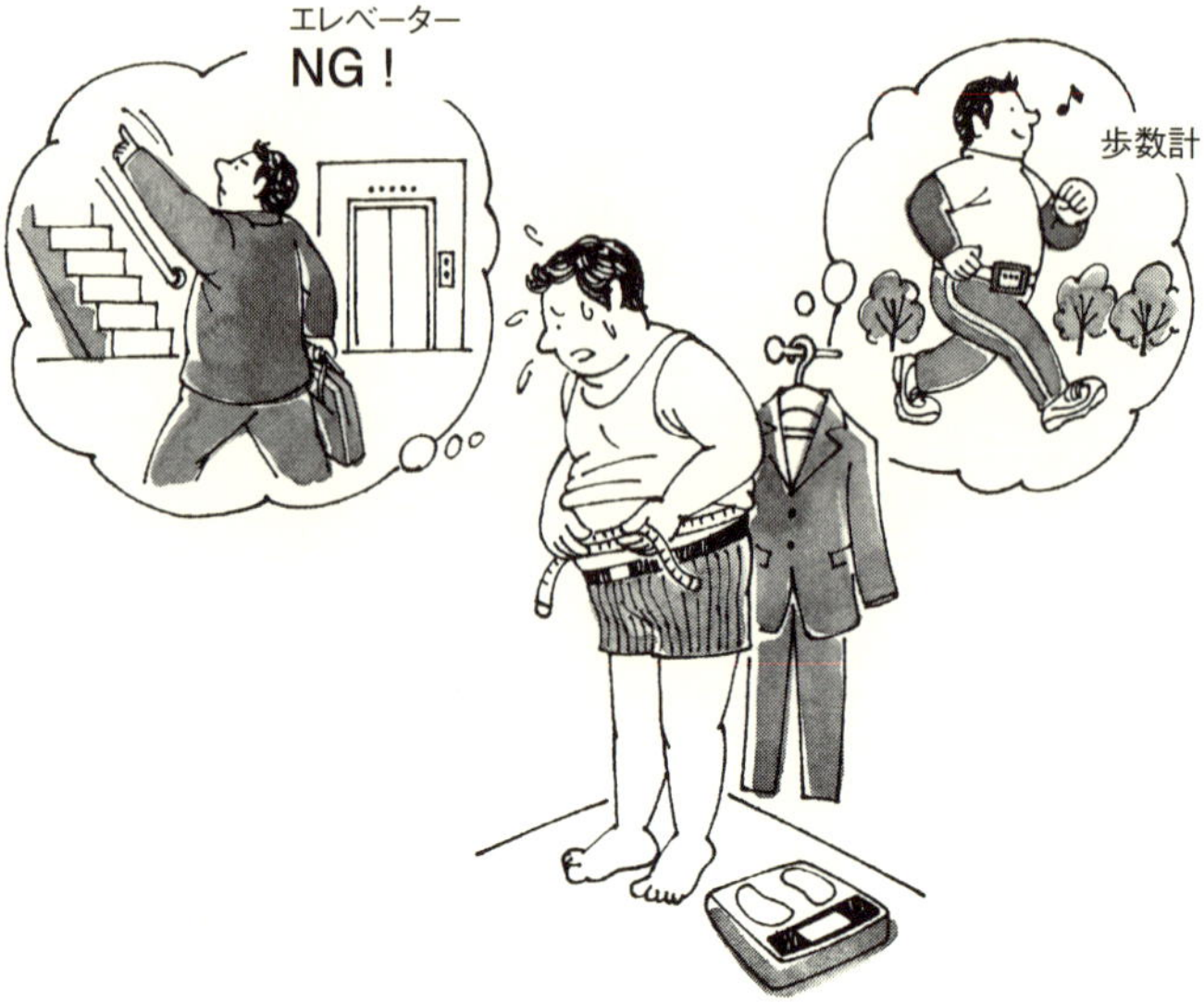

歩数計を装着し、1日1万歩を目指しましょう（運動量が少ない人では、とりあえず1000歩、10分、増加させます）（上図）。厚生労働省が2013年に発表した「健康づくりのための身体活動指針2013（アクティブガイド）」（186ページ）でも「プラス（10）テン」を提唱しています。

運動は高血圧を改善する

高血圧の予防と治療には、スポーツ（運動）をするなど生活習慣の改善が大切です。

高血圧のあらまし

①血圧が１４０かつ／または90㎜Hg以上を高血圧と判定します。高血圧患者は国民の３人に１人、４３００万人にも達しています。

②高血圧は、脳卒中、心筋梗塞など循環器系の病気を招くだけでなく、高齢者の生活上の自立を損なう大きな原因の一つです。しかし、自覚症状が少なく、「サイレントキラー（静かなる殺し屋）」とも呼ばれています。

③遺伝（体質）に加えて、塩分の摂り過ぎ、肥満、アルコールの飲み過ぎ、ストレス、

運動不足など生活習慣が高血圧の発病に大きく関係しています。

高血圧の予防と治療

生活習慣の修正が高血圧予防、治療の基本です。

①減塩：漬物を野菜料理に替える。干物を生魚にして、すだちやレモンを添える。味付けはできるだけうす味にして、味噌汁は具だくさんにするなどの工夫をして、1日の食塩摂取量を6g以下とします。

②適正体重の維持：体格指数＝BMI〈体重（kg）÷身長（m）×身長（m）〉が18・5～24・9」

③アルコール制限：日本酒1合、ビール1本程度とします。禁煙も行いましょう。

④運動：散歩、ジョギングなど有酸素運動を中程度の強さ（脈拍120／分、高齢者では100／分）で1回30分、週5日以上行います。エレベーターの代わりに階段を使うなど体をこまめに動かすことも役立ちます。運動療法を3～6カ月続けても血圧が下がらない時には、専門医を受診してください。

老化防止と運動

老化防止に役立つ運動の行い方についてまとめてみます。

高齢者の生理機能の特徴と運動の効果

①老化に伴い、膵臓から分泌されるインスリンの作用が低下し、高齢者は糖尿病または前段階の状態の人が増加します。②高齢者は、体力や全身持久力が低下し、敏捷性も衰えます。③高齢者では、骨がもろくなったり（骨粗鬆症）、筋力が低下し、筋肉の量も減少します（サルコペニア）。④加齢に伴い収縮期（最高）血圧が上昇し、高血圧の人が増加します。⑤身体トレーニングの継続は、上記の「老化現象」をある程度防止することができます。

高齢者の運動療法の目的

①運動を行うことにより、体力の低下を防止したり、糖尿病、高血圧を改善させるなど生活の質（QOL）を維持したり、向上させます。②スポーツを通じて社会参加をすることにより、高齢者が生きがいを持つことができます。

運動の実施方法と注意点

①ラジオ体操、散歩や水泳（水中歩行）を軽い強度（60〜70歳代：脈拍100／分以下）で、1回10〜30分（食後1日2〜3回）、週に3〜5日以上実施します。十分な休養もとります。②運動は軽度・短時間から、強さ・時間をマイペースで増やします。他人との競争（比較）は行わないようにしましょう。③散歩を行う時には、底の厚いスポーツシューズを着用し、暑い時には水分を補給します。④運動の開始前、開始後も定期的にメディカルチェックを受けましょう。

歩数計

野外を散歩しませんか。歩数計は運動量の目安になります。

身体運動の効果

①運動をすれば、糖質や脂質が筋肉で消費され、肥満の防止、解消効果があります。糖尿病患者では血糖値が改善します。

②散歩のような軽い運動でも長い期間続ければ、体のインスリン（膵臓から分泌され血糖を下げる作用のあるホルモン、不足すると糖尿病になる）の作用が改善され、糖尿病の予防、治療に役立ちます。また、高血圧、脂質異常症、動脈硬化症など「生活習慣病」全般の予防、治療効果もあります。１日の歩数が多ければ多いほど、インスリン作用

の改善度も大きいことがわかっています。
③散歩はストレス解消にも有用です。

歩数計の特徴と使い方

①歩数計の原理は、歩行に伴う体の上下振動を捉えて歩数に換算するというものです。歩数を表示する（歩数計）だけでなく、歩行速度の加速度変化から運動強度を判定し、1日の消費エネルギー（熱量）を算出する優れもの（ライフコーダ®〔スズケン〕、メディウォーク®〔テルモ〕他）も市販されています。
②軽・中等度の強さ（40〜50歳で脈拍数120／分）で散歩を1回10〜30分、週に3〜5日以上を行います。体の上下運動を正確に把握するため、歩数計はベルトに着けます。仕事が忙しい方はエレベーターの代わりに階段を使う、バスを1駅手前で降りて歩くなど日常生活に運動を取り入れ、1日に1万歩を目指してください。

歩数計は「お守り」ではありません。着けるだけでは効果はありません。着けて必ず体を動かしましょう。

禁煙すれば即効果

タバコと健康障害

喫煙の害は日本では江戸時代から知られ、貝原益軒の『養生訓』にも記されているほどです。

①タバコは肺がんの主な原因であるだけでなく、タバコを吸う人は喉、口腔、食道、胃、膀胱のがんなど種々のがんになりやすいことがわかっています。

②タバコは1日20本以上吸う人は、吸わない人に比べて、狭心症、心筋梗塞になる危険性が約5倍です。

③タバコは胃の粘膜の血流を減らし、胃炎や胃潰瘍の危険性を増やします。

④女性の場合、タバコは妊娠に悪い影響を与えるだけでなく、皮膚の血管を収縮させ、細かいシワ、シミの原因となるなど美容上も大問題です。
⑤夫の喫煙に伴う非喫煙妻の肺がんリスクの上昇など、副流煙（タバコの火の先から出る煙）による受動（間接）喫煙も問題です。

タバコによる害を減らすには

①禁煙すれば、タバコによる健康障害はその時点から軽減されます。
②フィルター付きの軽いタバコでは、喫煙本数がかえって増えたり、副流煙の危険性は変わらず、一酸化炭素による心筋梗塞のリスクも減りません。禁煙ができなければ、せめて分煙（一人でタバコを吸う）をし、他人の「受動喫煙」を防ぎましょう。

早期発見に役立つ人間ドック

高血圧（患者数約4300万人）、糖尿病（予備群を含めれば約2050万人）など生活習慣病が増加しています。しかし、ほとんどの場合、症状がありません。また、がんも初期には自覚症状がなく、手遅れになることもあります。
人間ドックはわが国で独自に発展した制度で、病気の早期発見に貢献しています。

人間ドックとは

1954年、国立東京第一病院（当時）と聖路加国際病院で最初の総合健診システムが発足し、船舶の定期点検（ドック入り）になぞらえて「人間ドック」と命名されました。

初期には1週間くらい入院し、全身の検査を行っていましたが、最近では、1日（半日）か、1泊2日で行われています。

前日夕食以降は絶食とし、早朝に受診すれば、検尿、検便、血圧、聴打診、採血、胸部レントゲン撮影、心電図、心肺機能検査、腹部エコー、胃透視（または胃カメラ）、眼底検査、聴力検査などが極めて要領よく実施されます。

その結果、高血圧、糖尿病、脂質異常症、高尿酸血症（痛風）、心筋梗塞など生活習慣病の診断が可能です。また、胃がん、肝臓がん、肺がん、大腸がんなど多くのがんの発見ができたり、精密検査の必要性が判明します。

病気が発見されたら

内科的な病気では、人間ドック担当医の指示に従い、治療を受けましょう。食事・運動療法など生活習慣の改善を行うだけで改善する場合もあります。

外科的な病気では、手術が必要ですが、早期がんが多く、ほとんど手術で治ります。

この他、脳ドック、血管ドックなどもあり、定期的な受診をお勧めします。

メタボを予防しよう

生活の〝文明化〟に伴う身体運動量の減少と欧風化した食事は、内臓脂肪の蓄積を招き、メタボリック症候群（以下メタボ）を増加させています。2008年4月からこの考え方を取り入れた健診も開始されました。

メタボとはどんな状態か

メタボとは、内臓脂肪の蓄積による肥満（腹囲：男性で85㎝以上、女性は90㎝以上）に加えて、下記の3項目のうち2項目以上あてはまる場合、①脂質異常症（血清中性脂肪150㎎／dl以上、HDL〔善玉〕コレステロール40㎎／dl未満）、②高血圧（収縮期血圧130㎜Hg以上、拡張期血圧85㎜Hg以上）、③高血糖（糖尿病の予備群、空腹時血糖110㎎／

dl以上）となっています。

脂質異常症（高脂血症）、高血圧、糖尿病それぞれ単独では、非常に軽く、本格的な〝病気〟の状態になっていなくても、内臓肥満にこれらの状態が加わると、動脈硬化が進行し、心臓病や脳卒中を引き起こす危険性があるという「予防医学」の考え方です。

メタボを防ぐには

食生活の適正化と身体トレーニングの継続は内臓脂肪を効率的に減少させ、メタボとその関連の病気の予防に役立ちます。

具体的には、①食事面：食事の量を減らし、「腹八分目」を守る。ステーキ、ハンバーグ、焼肉などより、脂肪の少ない刺身、焼魚などとする。野菜、海藻など食物繊維を多くする。②運動面：散歩、ジョギングなど軽めの有酸素運動を行う。

寒い季節、ことにお正月は食べ過ぎ、飲み過ぎに注意し、積極的に体を動かしましょう。

五十肩の痛みは放置しない

五十肩とは

朝起きた時、肩が少し痛く動かしにくい、夜も痛い方の肩を下にして寝られないということが続いていたり、肩が上がらなくなって、出張で新幹線に乗っても、鞄を棚に上げることができなかったりと、困っておられる方がいらっしゃると思います。

このように徐々に進行する痛みと肩の運動障害は、「五十肩」といいますが、「肩関節周囲炎」というのが正式の病名です。肩関節周囲の組織が老化するために起きます。

五十肩への対策

五十肩に対して、痛むからといって動かさなければ、関節は次第に固くなり、次第に動かすことができなくなってしまいます。お風呂に入った後とか、肩に蒸しタオルをあてて肩を温めてから、少し痛いと感じる角度までゆっくりと肩を動かすようにします。

具体的には、上向きに寝たままで、両手を前で握り合わせて前に上げるようにする。立って両手で棒を持ち、身体の前や後ろで持ち上げたり、下げたりするというような運動を1日に数回行うと次第に良くなることがあります。

湿布や軟膏も有効です。しかし、「生兵法は大怪我のもと」の例えもあり、自分で運動しても良くならなかったり、痛みが強い場合には、整形外科医の受診をおすすめします。

エコノミークラス症候群

満員の機内で長時間座っていると「エコノミークラス症候群」を招く危険性があります。

エコノミークラス症候群の原因

長い時間イスに座っていると下肢の静脈の流れが悪くなり、血液が凝固し静脈に血栓ができます。立ち上がったり、歩き始めた時に、この血栓が肺の血管に流れつけば、肺塞栓となり、急激な胸の痛みや呼吸困難に陥り、死に至ることもあります。飛行機内の湿度が低いことやアルコールの飲み過ぎで脱水状態となり、血液が凝固しやすくなることも関係しています。したがって、飛行機だけでなく、長距離バスでも起こりますし、ファーストクラスでの発生例も報告されています。
一般に閉経後の50〜60歳の女性によく見られますが、肥満者、足の手術を受けた人や喫煙習慣のある方も要注意です。

エコノミークラス症候群の予防法

①座っている状態でも、つま先立ちなどを行ったり、下肢から大腿を時々に動かします。隣の座席の人の迷惑にならない程度に、座ったままで、手足や頸の筋肉のストレッチングを行うのも効果的です。
②アルコール（利尿作用あり）を飲み過ぎず、水分の補給を行い脱水状態を防ぎます。
③トイレに行くとき足の屈伸運動を行います。
4時間くらいで血栓ができやすいとされていますので、3〜4時間以内に上記の行動を繰り返しましょう。

漢方は日本の伝統医学

古くから中国では、薬草を料理に取り入れ滋養強壮や病気の治療に役立てていました。前者を「食養」といい、後者は「食療」と呼ばれていますが、薬膳料理は清朝の時代には皇帝のための宮廷料理とされていました。生姜《しょうきょう》、山薬、山椒など漢方生薬として用いられている食品をわたしたちは日頃食べています。

漢方薬の特徴

漢方は、センブリなどを煎じて服《の》む「民間療法」と異なり、日本における伝統医学の呼び名であり、江戸時代にヨーロッパ系医学を蘭方と呼んだことに対応しています。

1976年から、社会保険が適用され、原則として、どこの医療機関でも投薬を受けることができます。大部分は生薬を抽出したエキス剤ですので、煎ずる必要もなく、手軽に服用でき、西洋薬とも併用可能です。

漢方薬と糖尿病

漢方薬は、花粉症などのアレルギー、肝炎、腎炎、リウマチなどの慢性疾患、心身症、更年期障害、高齢者に対してなど多くの分野の病気やその前段階に有効です。また、急に筋肉がけいれんし痛くなる「こむらがえり」に「芍薬甘草湯《しゃくやくかんぞうとう》」を服用すれば、すぐに良くなります。「こむらがえり」の予防に役立ちます。

例えば、糖尿病の合併症である神経障害のため、しびれを訴えた患者さんに「牛車《ごしゃ》腎気丸《じんきがん》」という漢方薬を投与しましたところ、70％近い有効率でした。しかし、漢方薬でも副作用が皆無ではありません。専門医にご相談ください。

漢方薬で肥満・メタボを改善

肥満・メタボリック症候群とは

肥満は体の貯蔵脂肪が過剰に蓄積した状態で、体格指数＝ＢＭＩ〈体重（kg）÷身長（m）×身長（m）〉25以上が肥満と判定されます。メタボリック症候群（メタボ）は他項（157ページ）「メタボを予防しよう」で述べていますが、内臓脂肪と関連があります。

近年、脂肪組織は単に脂肪というエネルギーを蓄積しているだけでなく、ＴＮＦ－α（糖尿病と関連）、アンジオテンシノーゲン（高血圧）など生活習慣病の発症要因となる生理活性物質（アディポカイン）を分泌する内分泌臓器であることが判明しています。

したがって、肥満解消にあたっては、単に体重減少を図るだけでなく、体の余分な脂肪組織を減少させなければなりません。

肥満は食事療法、運動療法が基本治療であり、本書でも食事療法、運動療法の行い方については、何度も解説しています。しかし、長期にわたる継続は困難であり、副作用の少ない薬物の開発が求められています。

漢方薬による肥満・メタボ治療

漢方では肥満を食事摂取過多により、がっちりした体の卒中体質者で上半身肥満のいわゆる〝固太り〟と消化吸収された栄養素や水が有効に消費されず、体に蓄積された〝水太り〟に分類します。
防風通聖散《ぼうふうつうしょうさん》：石膏《せっこう》、滑石《かっせき》、防風など18種類の生薬で構成されており、体力の充実したいわゆる卒中体質者で便秘し、腹は臍を中心に膨満した〝固太り〟に用います。肥満症として医療保険の適応があり、医師より処方してもらえます。愛知学院大学大学院心身科学研究科健康科学専攻の大学院生小林亮平先生（２０１４年3月より博士

防風通聖散投与によるインスリン感受性(作用)の変動

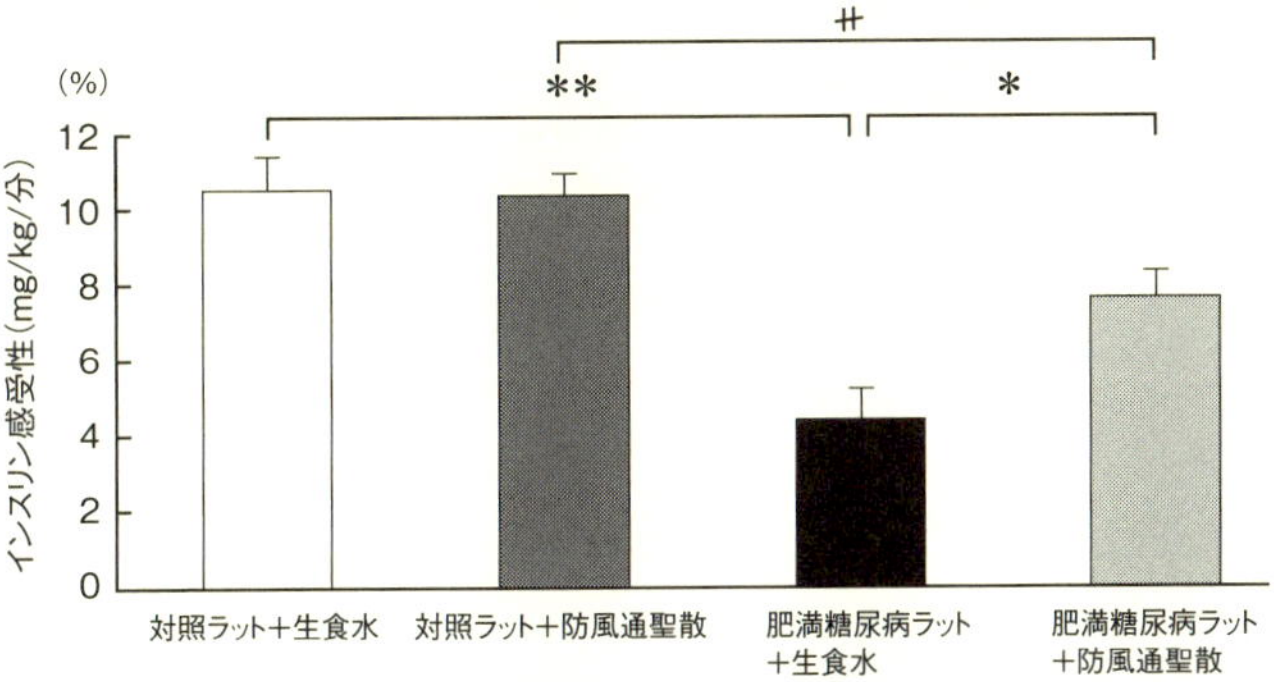

** p < 0.01 vs. 肥満糖尿病ラット＋生食水：*p < 0.05 vs. 肥満糖尿病ラット＋生食水：
#p < 0.05 vs. 肥満糖尿病ラット＋防風通聖散

平均値±標準誤差

「肥満糖尿病ラット（OLETF）＋防風通聖散群」は「肥満糖尿病ラット＋生食水群」で低下したインスリン感受性を上昇させインスリン抵抗性の改善を認めた。

〔健康科学〕）は、防風通聖散が肥満誘発性２型糖尿病（OLETF）ラットの脂肪組織を減少させ、インスリン抵抗性を改善させる効果のあることを動物実験的に証明しています（図）。

防已黄耆湯《ぼういおうぎとう》：防已、黄耆など6種類の生薬で構成されており、比較体力が低下し、筋肉が柔らかい〝水太り〟に投与されます。

漢方薬を服用しても食事制限や運動療法を行わなければ肥満は改善しないことを再確認しておきます。

老年期の認知症

老年期の認知症への取り組みは、超高齢社会となっている21世紀のわが国の医療が直面している最大の課題の一つです。認知症老人の数は462万人、認知症予備群の方が400万人いると言われています。

認知症のチェック方法

認知症の初期症状は家族でもなかなか気づきにくい場合があります。

次の質問をして、できないようなら、認知症の疑いがあります。

①自分の年齢、②今日の年月日、曜日、③3つの異なる言葉（例、夏、犬、バス）を覚えてもらい、3〜5分後に思い出してもらう。

認知症の原因となる病気

高齢者の認知症の原因となる主な病気としては、脳血管性認知症とアルツハイマー病があります。前者の脳血管性認知症は、脳卒中など脳血管障害の後に発症するものであり、歩行障害があり転倒しやすいという特徴があります。後者のアルツハイマー病では、記銘力が低下し、新しいことを憶えることができない、時間（今日が何月何日か）や場所（自宅か病院か）がわからなくなります。女性の場合ですと、卵を何度も買い、冷蔵庫が卵で一杯になったり、料理のレパートリーが少なくなり、毎日同じメニューの夕食になったりします。このような場合には、かかりつけ医に相談しましょう。老年期の認知症は、治療によって進行を遅らせ、症状を軽くすることができます。お薬もありますが、運動をしないと筋力が低下し、サルコペニアの状態となります。転倒、骨折を招き、認知症のリスクを高めます。散歩、ハイキングなど夫婦や仲間で楽しむことも認知症予防に役立ちます。

老年人口の生産年齢人口化

老年人口の増加

わが国の平均寿命（２０１２年）は、男性79・９歳、女性86・４歳と男女とも世界有数の長寿国となっています。すなわち、65歳以上の老年人口は24・１％、生産年齢人口（15〜64歳）は62・９％となっています。今後も老年人口は増加する一方、生産年齢人口は減少し、２０６０年に前者は39・９％、後者は50・９％と老年人口は５人に２人、生産年齢人口が人口の半数にとどまると推定されています。

その結果、農、水産、商工業など生産活動が低下し、国庫収入は払底する事態となります。にもかかわらず、生活の〝文明化〟に伴い、過食（動物性高たんぱく・高脂肪食）、運動不足を主因とする糖尿病などの生活習慣病が増加しています。また、「超高齢社会」では、認知症や寝たきりなど要介護状態の患者も増加し、医療費、介護に要する経費、年金支出が増加するという事態が予想されています。

本書の「老化防止と運動」（149ページ）、「健康寿命を延ばすには」（183ページ）でも述べましたが、食事の適正化、身体運動の実施、また、TVの長時間視聴など、安静時間が長い場合には、散歩やラジオ体操で、「ブレーク（中断）」を入れるという活動的なライフスタイルにより、「老化防止」はある程度可能であり、「元気な老人」が増加しています。

高齢者も「生産活動」に従事しよう

そこで、私は老年人口の増加、生産年齢人口の減少という社会情勢に対し、元気な高齢者は「生産活動」に従事するという老年人口の「生産年齢人口化」を提案します。

高齢者の健康管理、健康増進が達成され、高齢者が生産活動に従事すれば、生活習慣病、認知症、要介護の患者数が減少し、これらに関わる経費の節減だけでなく、税収の増加も期待できるものと思われます。

たまたま、私が産業医を務めています「株式会社オージェイティー・ソリューションズ」は、シニアの方が元気に働いておられる会社です。この会社は、株式会社トヨタ自動車とリクルートグループによって設立されました。トヨタ在籍40年以上のベテラン技術者がトレーナーとなり、様々な業種の企業の業務改善をトヨタの「カイゼン方式」に基づいて支援します。同社の社員（トレーナー）K・Tさんは57歳で、トヨタから転身され、69歳の現在でも、現場リーダーを育成するという新しい業務に意欲的にチャレンジされています。

私も63歳で名古屋大学を定年退官後（名誉教授）、愛知学院大学に新しく設置された心身科学部健康科学科に、仲間とともに赴任し、学部長在任中には健康栄養学科設置に従事しました（2014年3月まで在籍）。2013年4月からは、愛知みずほ大学大学院特任教授に就任するなど、70歳を過ぎても「新天地」を開拓するという前向きな人生を送っています。年金額は減額されていますが、それを上回る「納税」を行い、微力ながらお国に貢献しています。

「健康日本21」とは

21世紀における国民健康づくり運動として、2001年からの10年間、生活習慣の改善を行うことにより、早世（早死）や要介護状態を減少させ、「健康寿命（健康で明るく過ごせる期間）」を延ばすことを目的とした「健康日本21」が2001年からスタートしました。

「健康日本21」が目指すもの

21世紀を迎えた現在、食生活や運動習慣、ストレスなどの生活習慣の歪みがもたらす「生活習慣病」患者の数が増加し、医療費の増大に拍車をかけています。また、高齢社会となり、生活習慣や認知症による要介護者の増加は深刻な社会問題となっています。

厚生省（当時）は「健康日本21」を定め、「国民が主体的に取り組める健康づくり運動の推進」を呼びかけています。具体的には「栄養・食生活」、「身体活動・運動」、「休養・こころの健康づくり」、「たばこ」、「アルコール」、「歯の健康」、「糖尿病」、「循環器病（高血圧、脳卒中、心臓病など）」、「がん」の9つの領域で90の達成目標を定めました。すなわち、生活習慣の改善を行うことにより、病気の危険因子を減少させ、糖尿病、がん、循環器病、歯の病気、自殺の減少を目指しています。

生活習慣の改善目標

①栄養・食生活：脂肪や食塩の摂取量を減少させます。一方、野菜やカルシウムに富む食品（乳製品、豆類）の摂取量を多くします。②運動・身体活動：1日の歩数を1000歩（歩行時間で10分、600〜700m）増加させます。③たばこ：禁煙や、職場、家庭での分煙化を。④アルコール：ビール中瓶1本、日本酒1合くらい。

自分の健康は自分で守りましょう。

「健康日本21」の最終評価

壮年期死亡の減少、健康寿命（自立した日常生活のできる期間）の延伸および生活の質の向上を目指し、２０００年に策定された「健康日本21」が２０１２年に終了しました。

「健康日本21」の結果のまとめ

メタボリックシンドロームを認知している国民の割合の増加、高齢者で外出について積極的態度をもつ人の増加、80歳で20歯以上、60歳で24歯以上の自分の歯を有する人の増加などは目標値に達しました。また、食塩摂取量の減少、意識的に運動を心掛けている人の増加、喫煙が及ぼす健康影響についての十分な知識の普及、糖尿病やがん検診の促進などについては、目標値には達していませんでしたが、改善傾向を認めました。

しかし、日常生活における歩数の増加、糖尿病合併症の減少などの目標はむしろ悪化しました。また、自殺者の減少、多量の飲酒（日本酒換算で3合、純アルコールで60g）をする人の減少という目標は変わりませんでした。

2013年から始まる第二次の目標

厚生労働省は国民の健康増進を総合的に推進するために「健康日本21」（第二次）を2013年より2022年まで実施することとなりました。

●健康寿命の延伸と健康格差の縮小

生活習慣病の予防や、社会生活を営むために必要な機能の維持向上から、健康寿命の延伸を実現します。また、暮らしを支える良好な社会環境を構築することにより、健康格差（地域や社会経済状況の違いによる集団間の健康状態の差）の縮小を実現します。

●生活習慣病の発症予防と重症化予防

食生活の改善や運動習慣の定着により、がん、循環器病（高血圧、脳卒中、虚血性心疾患等）、糖尿病およびCOPD（慢性閉塞性肺疾患）という生活習慣病（NCD〔非感染性疾患〕）の発病予防（一次予防）と重症化予防対策を推進します。

主食・主菜・副菜を組み合わせた食事、食塩摂取量の減少と野菜の摂取量の増加、日常生活での歩数の増加（男性9000歩、女性8500歩）、禁煙、適切なアルコール（日本酒1合、ビール中瓶1本程度）を守り、健康寿命を延伸しましょう。

●社会生活を営むために必要な機能の維持

自立した日常生活を営むことを目指し、ライフステージに応じ、「こころの健康」、「次世代の健康」、「高齢者の健康」を推進するため国は、メンタルヘルス対策の充実、妊婦や子どもの健やかな健康増進に向けた取り組み、介護予防・支援等を推進します。

特定健康診査・特定保健指導とは

2008年4月から「特定健康診査・特定保健指導」すなわち、健康診断受診後に保健指導を市町村、企業など保険者に義務づけるという制度が開始されました。保健指導はメタボリック症候群（以下メタボ）やその予備軍で、心筋梗塞、脳卒中など動脈硬化症への危険度の高い人を対象に、危険度に応じて層別化（グループ分け）して、行われます。

動機付け支援

腹囲が基準値（男性85㎝、女性90㎝）以上で、脂質異常（中性脂肪150㎎／dl以上またはHDL〔善玉〕コレステロール40㎎／dl未満）、高血糖（空腹時血糖100㎎／dl以上）、高血圧（130／85㎜Hg以上）のうち1項目当てはまるという「メタボ」予備軍の人が対象です。個別面接（約20～30分）1回か、健康教室に参加することにより、自分の健診データの解説を受けたり、今後の改善計画を立てます。

食生活や運動の実施方法について、専門家がアドバイスします。

積極的支援

腹囲が基準値以上で、脂質異常、高血糖、高血圧のうち2項目以上が当てはまるという「メタボ」と判定された人が対象です。食事制限や運動療法を行うという行動目標を立て、体重や1日の歩数を記録することにより行動変容が達成されていることを確認するなど、6カ月間にわたり医師、保健師、管理栄養士、健康運動指導士など専門家の指導を受けます。6カ月後には再度評価を受けます。

厚生労働省は「1に運動、2に食事、しっかり禁煙、最後にクスリ」という行動変容を行うことにより、メタボなど生活習慣病の予防を行うことの重要性を強調しています。

後期高齢者医療制度

後期高齢者医療制度が2008年4月から導入されました。超高齢社会の我が国では重要な政策です。

導入の目的

世界の長寿国である日本は、医療費がかかりがちな65歳以上の人口が、現在（2012年）24・1%、2060年には39・9%に達すると予想されています。それに伴い、医療費もますます増加しますので、高齢者の方々に応分の負担を求めるとともに、医療費の伸びも抑制することを目的とし、高齢者の心身の特性や生活実態等を踏まえて、独立した医療制度が創設されました。

医療制度の仕組み

患者が窓口で支払う際の自己負担額は従来と変わっていません。しかし、これまでの制度では、65歳以上の高齢者は医療保険（国民健康保険、健保組合等）の被保険者となっており、それぞれの保険から医療費が支払われ、高齢者と現役世代との負担割合がわかりにくいという問題点がありました。そこで、患者が窓口で支払う金額を除いた金額（後期高齢者医療費11・4兆円）を公費（税金）で5割、現役世代からの支援金4割のほか、高齢者からも広く薄く保険料（1割）を徴収することとし、医療費の負担割合を明確にしました。

問題点と今後の展望

保険料を高齢者の年金から引き落とす点について不満がありますが、銀行の口座振替も可能となり、所得の低い方は保険料が引き下げられます。世界に誇る国民皆保険制度を将来にわたり守るため、高齢者の方もある程度の負担は必要と思われます。

健康寿命を延ばす

寒くなると血圧が上昇し、脳卒中などで倒れる方が増加します。介護等を要しない「健康寿命」の生活を楽しみたいものです。

健康寿命とは

介護を受けたり、寝たきりになったりせず、自立した日常生活ができる期間を「健康寿命」といいます。2010年の厚生労働省の発表によれば、男性が70・42歳、女性73・62歳となっています。同じ年の平均寿命は男性79・64歳、女性86・39歳となっており、健康寿命との差は男性9・22年、女性12・77年でした。この差は、日常生活に制限のある「不健康な期間」であり、期間が延びれば、医療費や介護に要する経費が増大することとなります。少子高齢化が進む現在、健康な状態で長生きするための社会環境づくりが望まれます。

健康寿命を延ばすには

①食事

食事を制限すると長寿遺伝子が活性化されるという動物実験成績があります。炭水化物、脂質、たんぱく質という栄養バランスを保ちつつ、腹八分目に抑えます。老化防止作用のある抗酸化物質を含んでいるβカロテン（人参）、イソフラボン（大豆）などを摂取します。野菜、海藻、キノコなどには、食物繊維を含んでおり、糖尿病や大腸がんの予防にも役立ちます。日本酒1合程度の飲酒は心臓病を予防します。

②運動

散歩、ジョギングなどの有酸素運動を中等強度（脈拍100／分）で1回10～30分、週3～5日以上行います。軽い強さの筋トレも有効です。

スポーツや趣味を通じて、社会参加することを生きがいとします。

エクササイズガイド２００６

厚生労働省から発表されている「健康づくりのための運動指針２００６〜生活習慣病の予防のために〜（エクササイズガイド２００６）」を紹介します。

生活習慣病対策の推進

近年、メタボリックシンドローム、高血圧症、糖尿病などの生活習慣病患者が急激に増加し、関連する医療費が増大、その結果、医療保険に関わる国民の負担が増加しています。

厚生労働省はこれからの生活習慣病対策の推進について、「1に運動、2に食事、しっかり禁煙、最後にクスリ」という標語のもと、身体活動・運動施策のよりいっそうの推進を求めています。

エクササイズガイド2006

そこで、最新の科学的知見に基づき、国民の健康の維持・増進、生活習慣病の予防を目的として、「エクササイズガイド2006」が策定されました。

この運動指針では、身体活動の強さの単位として「メッツ」を用いています。座って安静にしている状態を1メッツとし、それぞれの身体活動が安静時の何倍に相当するかで示す単位であり、普通の歩行は3メッツです。

また、健康づくりのためには、週23メッツ・時（メッツに時間を掛けた値）の活発な身体活動を行うことを推奨しています。すなわち、強度3メッツ以上の活動を1日あたり約1時間、歩行中心の活動であれば、1日あたり8000～1万歩、週7万歩となります。

1日の歩数が少ない方は、とりあえず1日1000歩増を目指します。

アクティブガイド

厚生労働省は2013年3月「健康づくりのための身体活動指針2013」（アクティブガイド）を公表しました。すでに、2006年「健康づくりのための運動指針2006（エクササイズガイド2006）」（184〜185ページ）が策定されています。しかし、体力の維持・向上を目指したスポーツ／運動だけでなく、職場での労働、家事、通勤・通学など生活活動も含めた「身体活動」の重要性が高まっており、「運動指針」から「身体活動指針」に名称変更し、国民への普及啓発が強化されました。

健康づくり・生活習慣病予防に効果

日常の身体活動量を増加させることにより、高血圧、メタボリックシンドローム、糖尿病、がんなどの生活習慣病の発症予防やこれらの病気からの死亡の危険性を低下させたり、老化に伴う生活機能低下（ロコモティブシンドローム：骨や関節など運動器の障害により要介護になるリスクの高い状態や認知症）を招く危険性を下げることができます。ことに高齢者では、積極的に体を動かすことで生活機能低下を防ぎ、自立した生活（健康寿命）をより長く送ることができます。また、ストレッチングや筋力トレーニングによって高齢者の筋力・筋量低下（サルコペニア）を防止したり、膝痛、腰痛が改善します。さらに、免疫力が向上し、かぜにかかりにくくなるという効果もあります。活発な身体活動はストレスの解消にも役立ちます。

身体活動の目標

①一般成人（18〜64歳）では、歩行またはそれと同等以上の強さの身体活動を毎日60分と、息が弾み汗をかく程度のウオーキングなどを週60分（30分以上、週2回）行います。

②65歳以上の高齢者では、体を動かすことを毎日40分は行います。身体活動は社会参

加や生きがい形成にも役立ちます。
③糖尿病や高血圧など生活習慣病患者では、かかりつけの医師と相談し、体を動かします。
「＋10（プラス・テン）」（今より10分多く体を動かす）で健康寿命を延ばしましょう。

毎日をアクティブに暮らすために

こうすれば＋10（プラス・テン）になるという事例を紹介します。
①地域で：家の近くの公園や運動施設を見つけて、利用しましょう。また、地域のスポーツイベントに積極的に参加しましょう。ウィンドショッピングも楽しみます。
②職場で：車通勤から、公共交通の利用へ、JR、私鉄、地下鉄の駅でも、階段を上り下りしましょう。また、近くなら自転車や徒歩で通勤してみましょう。職場でも、階段を利用します。健診や保健指導をきっかけにからだを動かしましょう。
③人々と：休日には、家族や友人と外出を楽しみましょう。電話やメールだけでなく、できるだけ顔を合わせたコミュニケーションを心がけ外出しましょう。

なお、安全のための注意事項（134〜136ページ）を再確認しておきます。∵から
だを動かす時間は、短い時間から少しずつ増加させます。体調の悪い時には無理をせ
ず休みます。病気や膝や足が痛い時には、医師や理学療法士、健康運動指導士など専
門家に相談しましょう。

おわりに

私は糖尿病を専門とする内科医です。研究の主なテーマは「糖尿病・メタボリックシンドローム（肥満）・老化と運動」です。運動神経が鈍く、運動が苦手な私は家に閉じこもりがちでした。しかし、運動療法に関する自分の研究成績や内外の文献（エビデンス）は、長時間の安静が心臓血管障害や糖尿病の発症要因であり、逆にウォーキングなど運動をおこなうことが、糖尿病をはじめとする生活習慣病の予防に役立つことを示しています。

おかげさまで、現在私は、大学の講義や研究、学会活動などで極めて忙しく、とくにスポーツ（下手ですが）をする時間がありません。しかし、エレベーターを使わずに階段を上り下りするなど日常生活の中で体を動かし、ほとんど毎日1万歩以上です。また、旅先で、少しでも時間があれば、散歩をするなど、懸命に身体活動量を増加させています。

安静が健康に良くないことを身にしみて感じているからです。

2013年厚生労働省発表の「アクティブガイド」でも、プラス10（テン）、日常生活行動に加えて10分体を動かすことを勧めています。

先日、ある書店の健康コーナーに行きました。家庭の医学、食事療法、健康エッセイなどに分類され、なかには医学の常識、学会のガイドラインとは異なり、読者の健康に「有害」と思われる本も並べられていました。一方、運動で糖尿病をはじめとする生活習慣病の予防、治療をおこなう、健康の維持、増進を目指すという「健康スポーツ医学」に関する書籍はほとんどないことにも気づきました。

本書は四季の健康についての20年間にわたる連載記事をまとめたものですが、最新の数値に改め、運動の項目は、私共の研究成績、内外のカレントなエビデンスも入れ、全面的に書き改めました。運動療法開始の動機づけに役立てばと思います。

刊行にあたりお世話になりました風媒社の劉様、林様に厚く御礼申し上げます。

2013年12月

佐藤祐造

［著者略歴］
佐藤祐造（さとう・ゆうぞう）
1965年、名古屋大学医学部卒業。70年、同大大学院医学研究科（内科学第三）修了（医学博士）。同年、同大医学部第三内科助手、75年、同大総合保健体育科学センター講師。78～79年文部科学省在外研究員として、スウェーデンカロリンスカ研究所に留学。87年、同大同センター教授。2004年、同大名誉教授、愛知学院大学心身科学部健康科学科教授（その間、07年～11年、同学部長）を経て、現在、同大同学部客員教授、愛知みずほ大学大学院特任教授。
おもな著書に『内科学第10版』（共著、朝倉書店）、『糖尿病運動療法指導マニュアル』（編著、南江堂）、『糖尿病教室』（新興医学出版）などがある。
日本糖尿病学会名誉会員、日本体力医学会名誉会員、日本体質医学会常任理事、日本学校保健学会理事、日本東洋医学会名誉会員などを務めている。

本文・カバーイラスト／ニシ タカトシ
装幀／竹内進

四季の健康

2014年3月15日　第1刷発行　（定価はカバーに表示してあります）

著　者　佐藤　祐造
発行者　山口　章

発行所　名古屋市中区上前津2-9-14　久野ビル
電話 052-331-0008　FAX052-331-0512
振替 00880-5-5616　http://www.fubaisha.com/
風媒社

乱丁・落丁本はお取り替えいたします。　＊印刷・製本／シナノパブリッシングプレス
ISBN978-4-8331-5272-3